Le livre noir de la médecine

Docteur Dominique-Michel Courtois
Maître Philippe Courtois

Le livre noir de la médecine

Patient aujourd'hui, victime demain

Albin Michel

PRÉFACE

Au long de mes émissions, j'ai toujours privilégié la fidélité, l'amitié et la complicité, convaincu qu'à la télévision ou à la radio, on n'obtient des résultats qu'à travers la confiance que l'on porte à son équipe. Parmi les thèmes majeurs de l'émission *Sans aucun doute*, que j'ai animée sur T.F.1, les litiges sur la santé et les erreurs médicales avaient bien évidemment toute leur place. Il s'agissait de sujets prioritaires et de préoccupations bien légitimes pour les victimes et les téléspectateurs… J'étais rassuré : j'avais à mes côtés Dominique Courtois.

Au-delà d'une confiance jamais froissée, je m'appuyais sur un savoir et une écoute essentiels à cette émission. Avec Dominique, les heures ne comptaient pas, la fatigue non plus. Et le découragement, encore moins… Le malade était toujours au centre du débat. Mon ami Dominique Courtois défendait avec conviction et passion la vie, la peau d'un patient en proie à l'injustice, à l'erreur. Face à des destins brisés, Dominique se cognait à toutes les portes et les ouvrait. Même, et surtout, celles qui préféraient abriter une loi du silence…

Fondateur de l'Association d'aide aux victimes d'accidents corporels (A.A.V.A.C.), Dominique Courtois, ce pourfendeur de l'erreur médicale, m'a ainsi accompagné – et m'accompagne toujours ! – quand il était question de rétablir l'honneur et la dignité d'un homme ou d'une femme à terre, désespéré de tout et fatigué de se battre seul. Le temps passe. Cela fait près de vingt ans que les dossiers de santé et d'erreurs médicales nous rassemblent, mon cher Dominique... Je souhaite rappeler que le docteur Courtois s'est engagé dans toutes les batailles qui ont changé notre regard sur les malades. Il s'est occupé de l'indemnisation des victimes du sida par transfusion sanguine, il a dénoncé la sinistre affaire du Mediator®, alerté les pouvoirs publics et les consciences sur les ravages des prothèses mammaires P.I.P. Bref, quand il est question de santé, Dominique Courtois n'est jamais bien loin des victimes. C'est une fierté de faire œuvre utile à ses côtés.

Je me rappelle encore cette triste histoire d'un chirurgien voyou, implanté à Nice, qui opérait dans une clinique désaffectée sans aucune anesthésie. Dominique a mis sa colère au service des patients. Il est monté au front, a dénoncé et mis fin à ces pratiques abjectes. C'était sur T.F.1, un vendredi soir. Nous y avons tous gagné une part d'humanité plus grande... Et puis, bien sûr, dans l'émission *Ça peut vous arriver* que j'anime sur R.T.L., Dominique délaisse cette ville de Bordeaux, chère à nos racines et si vitale à notre équilibre, lorsque je dois traiter un nouveau dossier médical...

Alors, quand Dominique a décidé d'écrire cet ouvrage en compagnie de son fils Philippe, brillant avocat spécialisé dans la défense des victimes de dommages corporels, il a absolument tenu à ce que j'y figure à travers cette préface. Je me suis senti très honoré par sa demande. Car c'est un juste retour des choses pour tous les services qu'il m'a rendus et qu'il me rend encore...

Lisez cet ouvrage. Il est écrit avec le cœur et la passion d'un homme qui a fait de sa vie un combat pour que la santé soit juste et accessible à tous.

Julien Courbet

AVANT-PROPOS

Le suicide de la médecine française

La maladie est déjà en soi une épreuve. Alors que dire quand s'y ajoute la tragédie de l'erreur médicale ? Être malade de la médecine est la pire des choses. C'est le désespoir dans l'espoir. Pendant trop longtemps, la situation juridique des victimes d'erreurs médicales a été insupportable face à des médecins tout-puissants. Heureusement, elle s'est améliorée à la faveur de procès longs, difficiles, humiliants, épuisants. Des principes nouveaux, hier encore inconcevables, ont été élaborés, conquis de haute lutte. Et grâce à l'action tenace d'associations de victimes auprès du gouvernement, la loi sur les droits des malades et la qualité du système de santé a été adoptée définitivement en mars 2002. Le malade a enfin un véritable statut ; et surtout des droits, non plus simplement des devoirs.

Il reste encore beaucoup de chemin à parcourir. Certes, on peut toujours faire un catalogue des échecs d'une profession, car aucune n'échappe à la critique. Il existe dans le monde médical autant de personnes sans scrupule, sans moralité, avides de pouvoir et d'argent que dans n'importe quel autre corps de métier. Mais nous savons aussi ce que nous devons au dévouement de nombreux médecins. Chaque année, plus de 450 millions d'actes médicaux, c'est-à-dire des consultations et des visites, des examens et des interventions chirurgicales, sont réalisés par des hommes et des femmes qui se battent pour sauver des vies.

Cependant, nous devons aussi dire la vérité sur cette médecine des temps modernes, que le monde entier nous envie : une médecine robotisée, soumise aux exigences du marché, pressée de passer d'un patient à l'autre, et qui trop souvent dans sa surhumanité se trompe, blesse et tue, faisant de plus en plus de victimes. Et quand survient une erreur médicale, c'est la loi du silence qui s'applique, laissant le patient seul et désemparé dans un dédale d'obstacles juridiques…

Depuis trois ans, les scandales de santé publique se succèdent : Mediator®, prothèses P.I.P., pilules contraceptives, amiante… Et ce, malgré la mise en place d'organismes de contrôle. Et l'avenir risque de nous réserver encore bien d'autres mauvaises surprises : téléphones portables, lignes à haute tension, cigarettes électroniques, médicaments hautement toxiques…

N'ayons pas peur de le dire, nous assistons aujourd'hui à un suicide de la médecine française. Elle est soumise aux *lobbies* des laboratoires, au mutisme des pouvoirs publics et à des connivences malsaines entre les soi-disant organismes de défense et de contrôle. Et ce sont les patients qui en sont les victimes innocentes. Il est temps d'écrire au grand jour, sans langue de bois et à la lumière de témoignages saisissants de victimes, la manière avec laquelle notre médecine s'est retournée contre nous. Le moment est venu de dévoiler des révélations édifiantes sur nombre de scandales sanitaires, qui briseront cette omerta insupportable.

Enfin, chacun doit pouvoir être en mesure de se défendre. Nous sommes tous des consommateurs obligés d'actes médicaux, et donc des victimes en puissance. Il faut être capable de combattre à armes égales contre le corps médical, les organismes de santé et les assurances. D'où notre volonté de transmettre des conseils à suivre et d'indiquer les démarches juridiques à accomplir pour faire face à cette médecine qui, elle aussi, devient malade... Pour ne plus jamais être une victime, mais un patient reconnu et surtout respecté.

CHAPITRE 1

La médecine française est-elle toujours la meilleure du monde ?

Notre médecine fut l'une des meilleures du monde, voire la meilleure, sans aucun doute, pendant de nombreuses années. Mais l'est-elle encore aujourd'hui ?

Certes, sur le plan de la santé publique, la couverture médicale offerte par la France est l'une des plus enviées au monde. Notre dispositif de sécurité sociale doit permettre à chacun d'entre nous de bénéficier de soins médicaux. Ménages modestes, étrangers résidant sur le territoire national, l'accès à la santé est garanti pour tous. La généralisation du tiers-payant, c'est-à-dire la dispense d'avance de frais, devrait permettre un accès aux soins facilité pour les plus défavorisés qui hésitent parfois à se soigner, ce qui aggrave souvent leur pathologie. Cependant, la France est en retard dans ce domaine. Elle fait partie des quatre derniers pays de l'Union européenne n'ayant pas encore adopté ce dispositif.

Il n'est pas dans notre intention de remettre en cause le siècle des Lumières, les éminents médecins comme Laennec, Trousseau, Bichat ou Bernard, qui ont fait l'histoire de la médecine. Cependant, nous sommes dans l'obligation d'admettre que notre médecine n'est plus la meilleure du monde.

Le déclin de la médecine française résulte de plusieurs facteurs : les médecins, les patients, mais aussi les différents gouvernements successifs, sans oublier les organismes de contrôle et les laboratoires pharmaceutiques, qui sont en définitive les véritables maîtres du jeu.

La grande responsabilité des médecins

Les progrès de la technologie, et en particulier de la chirurgie, sont évidents depuis les dernières décennies. Reconnaissons que dans certains domaines, comparés à leurs homologues étrangers, les spécialistes français sont loin d'être des seconds bistouris. Pour les poses de stents ou la chirurgie de la colonne vertébrale, nos chirurgiens se trouvent à égalité avec leurs confrères américains, devant les Allemands ou les Britanniques. La *french touch* est reconnue dans le monde entier, et force est de constater que des milliers de blouses blanches viennent se former dans notre pays.

Mais ne doit-on pas aussi attribuer les progrès de la santé à l'hygiène, aux meilleures conditions de vie et au recul de la pauvreté ? Si l'on établit des comparaisons à travers ce prisme, il est surprenant d'observer que les habitants de nombreux pays européens sont en meilleure santé que nous, avec des dépenses moins importantes dans ce domaine. Le médecin français est le champion d'Europe de la prescription de médicaments, en particulier des psychotropes, antimigraineux, hypertenseurs et antibiotiques. Il délivre quatre fois plus d'ordonnances que le médecin anglais et six fois plus que le médecin allemand. En raison d'une trop large prescription d'antibiotiques, on assiste désormais à la résistance des microbes ! En effet, 80 % des souches de staphylocoques présents dans la population – et même 95 % si l'on prend en compte uniquement les patients des hôpitaux – résistent à la pénicilline. Malgré toutes les campagnes médiatiques de sensibilisation, certains médecins continuent à prescrire des antibiotiques pour le moindre rhume, voire la grippe ! Pourtant, nous savons tous qu'ils n'ont aucune influence sur les virus.

Chaque année, notre médecine est responsable de plus de 10 000 morts par maladies nosocomiales, et plus de 800 000 personnes sont victimes d'infections au sein de nos hôpitaux. Sans compter les erreurs médicales et autres effets indésirables, parfois graves, des médicaments, dont aucun décompte officiel n'est possible car leur nombre est un secret bien gardé par tous les acteurs de santé, publics et privés. Selon une étude récente réalisée par le site américain MedicalesMedscape, 43 % des praticiens français admettent ne pas toujours dire la vérité à leur patient, contre seulement 10 % pour les médecins anglo-saxons. Plus grave encore, en cas d'erreur médicale, 16 % des médecins reconnaissent qu'ils cacheraient la vérité au patient, même si cette erreur devait nuire au malade.

La conscience professionnelle et l'éthique médicale se perdent, jusqu'au plus haut de la hiérarchie. Que penser d'un grand chef de service qui enseigne à ses internes que lorsqu'une erreur médicale survient, deux réflexes s'imposent : « nier l'existence d'une erreur et contrôler le dossier » avant d'en parler au patient ? Triste constat de responsabilités non assumées.

Au cours d'une expertise médicale, un médecin expert très renommé, à qui nous affirmions avec force que notre médecine était la meilleure du monde, réfuta l'idée par un « non » catégorique. Il donna en exemple les services des urgences des hôpitaux, dans lesquels devraient selon lui officier les médecins les plus compétents et les plus qualifiés. Sa démonstration se basait sur les hôpitaux de campagne installés sur le théâtre d'opérations militaires, où les meilleurs praticiens sont en effet affectés à la réception des blessés. Ces médecins doivent, en quelques minutes, faire le bon diagnostic et orienter les blessés en fonction de leur pathologie pour une prise en charge optimale. Bref, il faut aller vite et dans l'urgence. Cela devrait être ainsi dans nos services d'urgence hospitaliers. Car un bon interrogatoire et un diagnostic précis permettent d'aiguiller les malades vers le service le mieux adapté. Or, il faut reconnaître que la qualité de nos services d'urgence s'est dégradée par la défection de médecins hautement qualifiés. Ceux-ci désertent les urgences en raison de la charge de travail et de la médiocrité des salaires. En 2012, il a été dénombré 18 millions d'admissions dans des services d'urgence. Pourtant, la moitié d'entre eux ne disposent même pas d'une infirmière en poste pour effectuer le premier tri des patients !

Par ailleurs, que ce soit à l'hôpital ou en cabinet, il n'est pas rare aujourd'hui de se faire soigner par des médecins étrangers qui ont suivi des études de médecine dans leur pays d'origine. Malheureusement, ceux-ci n'ont pas toujours les compétences requises pour exercer en France. Et la problématique de la barrière de la langue aggrave encore la situation. Or, dans certains cas, chaque seconde perdue peut s'avérer fatale.

Le recours à ces praticiens peut certes pallier la diminution du nombre de médecins en France, mais davantage de prudence dans leur recrutement est nécessaire. L'ordre national des médecins ne fait aucune enquête sur le cursus médical, l'authenticité du diplôme, ni même les éventuelles difficultés rencontrées dans la pratique de la médecine dans son pays avant d'autoriser le praticien à exercer sur le sol français. Il n'existe tout simplement aucun contrôle concernant le passé médical du médecin étranger venant s'installer en France !

Ceci peut, en partie, expliquer le drame qui s'est produit dans une clinique du Sud-Ouest : une jeune femme est décédée au cours de son accouchement. Un tel incident peut se produire si des complications médicales imprévisibles et irréversibles surviennent. Dans le cas présent, c'est une anesthésiste venant d'un pays de la Communauté européenne qui semble en être la cause. La jeune maman de 28 ans devait être anesthésiée en vue d'une césarienne. Au moment d'intuber la patiente, l'anesthésiste a placé la sonde dans l'œsophage (vers l'estomac) au lieu de la trachée (vers les poumons). Le manque d'oxygène a provoqué un arrêt cardiaque et la patiente est décédée après trois jours de coma, laissant son mari effondré avec le nouveau-né.

Selon des membres de l'équipe présents cette nuit-là, l'anesthésiste comprenait mal le nom des médicaments et se montrait peu réactive. De plus, sa fatigue et son apparent manque d'expérience étaient sans doute liés à un état d'ébriété chronique, puisqu'elle avait plus de 2 g/l d'alcool dans le sang quand elle s'est présentée devant les gendarmes le lendemain des faits ! Elle n'a d'ailleurs pas caché boire pour lutter contre le stress, d'autant plus qu'elle était arrivée en France peu de temps auparavant et se sentait déprimée.

Ce drame récent n'est pas un cas isolé. Nous avons eu à défendre des victimes ou des familles de victimes d'erreurs médicales (erreur de prescription ou de dosage de médicaments, mauvaise utilisation d'instruments, faute technique opératoire) imputables à des docteurs venant de la Communauté européenne. Que penser d'un couple recruté par un établissement hospitalier du centre de la France dont un seul était réellement médecin, son conjoint servant de traducteur pendant les opérations ? Comment expliquer à une famille que leur proche est décédé car le personnel soignant ne savait pas rebrancher le système de ventilation respiratoire, intervertissant la tubulure de perfusion et le tuyau d'oxygène ?

Il est évident que les hôpitaux souffrent de la pénurie de spécialistes de qualité. Mais cela vaut-il vraiment la peine de pourvoir les postes coûte que coûte, jusqu'à faire appel à des médecins aux compétences non vérifiées ou à recourir à des vacataires qui assurent des remplacements à un tarif ruineux ?

Non, évidemment. Et l'actualité nous l'a prouvé puisque le 9 février 2016, huit internes en médecine générale, affectés dans des hôpitaux de la région parisienne, ont été exclus de leurs services pour incompétence notoire. Parmi eux se trouvaient trois jeunes originaires de Roumanie, qui avaient commencé leurs études dans leur pays avant de venir effectuer leur premier stage en France. On comptait aussi trois Français qui avaient suivi quant à eux leurs études en Roumanie avant de revenir pour leur internat. Et si ces jeunes médecins présentaient un manque évident de pratique par rapport à ce qui est habituellement requis, la langue française n'était visiblement pas entièrement maîtrisée par les internes d'origine roumaine. Et Jean-Pierre Vinel, président de l'université Paul-Sabatier de Toulouse de conclure : « C'est la première fois qu'un hôpital prend une telle décision, mais c'est un phénomène que l'on dénonce depuis des années et qui risque de s'aggraver ».

Les patients ont sans doute également une part de responsabilité. Et si nous participions tous au dysfonctionnement de notre système de santé ? Certes, il n'y a rien de pire que d'être malade de la médecine. De plus en plus informé, notamment grâce à Internet où l'on trouve souvent tout et n'importe quoi, le patient recherche toujours la perfection dans l'acte du médecin. Le doute s'installe parfois de façon hâtive et l'acte médical salvateur devient vite un acte fautif, objet d'un contentieux amiable ou judiciaire. Le patient devient alors plaignant et le médecin incriminé.

Avec des explications claires et loyales, l'action n'a plus lieu d'être. Mais le médecin peut se retrouver face à ses pairs, et même devant des magistrats, et ce, pour des motifs banals. Qui n'a jamais eu envie de reprocher à son médecin – voire de l'attaquer – au motif que la fièvre de son jeune enfant n'est pas retombée assez vite, ou qu'un arrêt de travail a duré plus longtemps que prévu ? Les affaires médicales sont de plus en plus médiatisées et les fortes indemnisations obtenues ont fait tomber le dogme médical. Les succès et les innovations de la médecine sont occultés par les ratages et les scandales médicaux à répétition. Nous pouvons même supposer que des spécialistes, comme les obstétriciens et les anesthésistes, vont finir par disparaître tant leur responsabilité n'a de cesse d'être mise en cause.

Nous ne voulons plus ressentir la douleur, si faible soit-elle. Nous refusons d'attendre. Nous souhaitons un diagnostic précis, un traitement rapide et efficace. Nous consultons parfois trop vite, sans que cela soit justifié, et n'hésitons pas à multiplier les examens complémentaires. D'autant plus que nous avons une bonne couverture de santé. Mais la médecine est le résultat d'un long apprentissage. Elle n'est pas un don inné. Elle est exercée par des hommes et des femmes qui ont dû, au cours de leur cursus universitaire, acquérir de vastes connaissances, mais aussi une pratique méticuleuse. Or, nous voulons toujours être mieux soignés, avec plus de médicaments, souvent plus coûteux, par des praticiens à qui nous ne pardonnons aucune hésitation, et encore moins une faute. Par nos exigences en matière de santé, nous contribuons donc à discréditer notre médecine.

La mauvaise gestion gouvernementale de la santé

Des inégalités qui se creusent

De nombreux pays envient notre système de prise en charge de la santé, notre célèbre Sécurité sociale. Ce qui en fait l'excellence et forge sa particularité, c'est l'universalité de l'accès aux soins. Il s'agit là d'un des principes fondamentaux de notre République. Cependant, depuis quelques années, le déficit croissant des dépenses de santé a entraîné l'État à prendre des mesures qui pourraient mettre en péril l'égalité d'accès aux soins de chaque citoyen. Notre Sécurité sociale, qui repose sur le financement de chacun selon ses moyens et une distribution selon les besoins, reste toujours d'actualité. La grande majorité des Français souhaite que ce système perdure et demeure public. Malheureusement, ce dispositif que le monde entier nous envie n'est plus aussi performant et pourrait même disparaître si nos gouvernants ne prennent pas des mesures radicales afin de juguler un gouffre financier abyssal.

L'offre de soins est, par ailleurs, répartie sur le territoire de façon très inégalitaire. 92 % des personnes interrogées pour le compte de la Fédération hospitalière de France pensent que les patients qui ont le plus d'argent ont aussi plus de chances de se faire soigner. Dans les zones rurales, un nombre croissant de nos concitoyens sont touchés par des difficultés d'accès aux soins. À la campagne et dans les banlieues, les délais de prise en charge s'allongent, les déserts médicaux se multiplient. Et ces disparités, records en Europe, s'accroissent. Toujours selon une enquête de la Fédération hospitalière de France, les plus favorisés, c'est-à-dire ceux qui habitent dans les zones urbaines, sont en meilleure santé et ont une et demie à deux fois plus de chances de guérir que les autres. Les inégalités sont aussi le fruit des différences de revenus, ce qui explique l'engorgement des urgences hospitalières, puisqu'on n'y débourse pas d'argent pour se faire soigner. Reste à espérer que la généralisation du tiers-payant permette un meilleur accès aux soins, même si celui-ci rencontre actuellement une grande réticence de la part du corps médical, qui craint une inflation des actes et une étatisation rampante de la médecine. Pourtant, on ne consulte pas par plaisir, mais parce que l'on est malade. Gageons que les patients respecteront ce principe et ne vont pas multiplier les consultations et les actes sous prétexte qu'ils paraîtront gratuits.

Cette inégalité de l'offre de soins est renforcée par un aspect financier. On trouve d'un côté des consultations ou des interventions remboursées, mais avec des délais d'attente de plusieurs semaines, voire de plusieurs mois ; et de l'autre, pour ceux qui ont les moyens de payer des dépassements d'honoraires pouvant atteindre plusieurs centaines d'euros, des consultations pour lesquelles il n'y a pas de file d'attente. Comment expliquer une telle situation ? Ainsi, pour éviter une fuite de ses meilleurs éléments vers le secteur privé, le gouvernement permet aux praticiens hospitaliers de consacrer 20 % de leur temps à une activité libérale dite « privée » et d'appliquer les prix qu'ils désirent. La plupart des grands pontes ne s'en privent pas. Les dépassements d'honoraires, qui ne sont pas pris en charge par la Sécurité sociale (et seulement en partie par les mutuelles), sont devenus monnaie courante. D'après une enquête du site capital.fr, 86 % des chirurgiens, 77 % des gynécologues et 60 % des ophtalmologistes en facturent. On se moquait de la médecine anglaise, mais il faut reconnaître que notre médecine est une des plus inégalitaires des pays d'Europe de l'Ouest. Certes, notre médecine peut être hautement spécialisée et exceller avec ses techniques de pointe. Mais paradoxalement, elle se caractérise par des inégalités à la fois sociales et territoriales. Et bien qu'on nous rappelle que l'espérance de vie est en constante augmentation, il faut savoir qu'un Français sur cinq décède aujourd'hui avant l'âge de 65 ans. Cette mortalité précoce est plus importante qu'en Espagne, en Suède et en Angleterre. Dans ce domaine, notre pays est considéré comme l'un des mauvais élèves de l'Europe. Il est également pointé du doigt dans les domaines du recours aux médecins spécialistes et de la prévention.

Formation, réforme hospitalière, prévention : des solutions qui fâchent

La formation des médecins est une des clés de voûte du système. La question de la permanence des soins se pose en lien avec celle de la démographie médicale. Il est opportun de s'interroger sur la nécessité d'un *numerus clausus* en faculté de médecine. Le *numerus clausus* (« nombre fermé », en latin) désigne le nombre ou le quota d'étudiants admis chaque année en deuxième année de médecine. Il est fixé tous les ans par les facultés sous le contrôle du ministre de l'Enseignement supérieur. Ce chiffre, qui s'élevait à 8 000 places en 2012, a connu une baisse importante pendant vingt-cinq ans, avant de commencer à remonter au début des années 2000. Il était de 4 000 en 1990 et le Journal officiel a fixé le *numerus clausus* à 7 633 élèves pour l'année 2015/2016 (contre 7 497 l'année précédente). Dans le même temps, la population française a augmenté et la proportion des seniors – qui sont d'importants consommateurs de soins – a explosé. Mais parallèlement, en regard de cette augmentation, l'offre de nouveaux médecins s'est effondrée. Et, facteur aggravant, une grande partie des praticiens est aujourd'hui proche de la retraite. Aussi, ce n'est pas l'augmentation du *numerus clausus* depuis 2001 qui va résoudre la pénurie de médecins, d'autant qu'une dizaine d'années est nécessaire à leur formation. Néanmoins, une solution se profile : partir étudier dans un autre pays d'Europe, doté d'un *numérus clausus* plus souple (Belgique, Espagne, Italie, Roumanie, Croatie) ou inexistant, puis revenir en France. L'idéal serait de faire comme l'Allemagne, pays prévoyant qui a fixé un *numerus clausus* supérieur à son besoin en médecins.

D'autres éléments éclairent aussi cette situation : les nouveaux modes de vie, la faible rémunération des praticiens, l'augmentation de la féminisation du corps médical, le statut du médecin ou encore sa responsabilité pénale. Les cohortes d'étudiants comptent de plus en plus de femmes. D'une manière générale, la féminisation touche les professions libérales, y compris en médecine générale. Mais les femmes induisent des pratiques professionnelles différentes : elles s'orientent davantage vers un exercice en groupe, de préférence en ville, privilégiant les consultations aux visites et évitant les gardes. Elles tendent à s'organiser afin que leur exercice professionnel ne se fasse pas au détriment de leur vie privée, prenant en compte les grossesses et leur rôle de mère. Malheureusement, il peut arriver que les médecins libéraux fassent passer leurs considérations familiales et personnelles avant la santé de la population. Ils s'installeront de préférence dans des grandes villes ou dans des régions agréables, à proximité de la mer ou de la montagne. Cette attitude fait augmenter le nombre de déserts médicaux.

La faible rémunération des médecins, et en particulier des généralistes, est souvent mise en exergue pour expliquer une certaine désaffection de cette profession. Il est certain que si l'on tient compte des années d'études nécessaires et du tarif horaire d'un médecin qui prend le temps d'interroger et d'examiner correctement un patient (entre trois quarts d'heure et une heure), d'autres professions peuvent se révéler plus lucratives et attractives. Cependant, et cela est rassurant, nombre de médecins ne choisissent pas ce métier sur le seul critère de la rentabilité. Réjouissons-nous de voir que la vocation existe encore.

Le risque de responsabilité pénale, auquel s'ajoute le risque médiatique, peut perturber aussi la pratique quotidienne de la médecine. L'exercice médical individuel devient parfois anxiogène. Avant, les malades avaient une certaine peur du médecin, des examens et des traitements, mais aujourd'hui la tendance s'inverse et c'est au tour des médecins d'avoir peur. Ils commencent à se surprotéger en multipliant les examens diagnostics, aggravant ainsi la surconsommation médicale.

Nous sommes face à un choix de société, qui se pose dès la faculté de médecine. Le dialogue singulier médecin-malade va-t-il disparaître ? Les spécialités médicales se multiplient et, dans le cursus universitaire, il y a peu de place pour la médecine clinique. Celle-ci est mal-aimée par les étudiants, jugée archaïque car elle oblige à se confronter directement au corps humain. Les nouvelles formes de médecine, la santé informatique (e-médecine), la santé mobile (m-médecine), la robotique chirurgicale connaissent une croissance fulgurante. Mais il est nécessaire que la médecine clinique conserve sa primauté. C'est ce que résume le docteur Bernard Kron, chirurgien et membre de l'Académie nationale de chirurgie : « La panoplie des nouveaux moyens d'investigation et thérapeutiques bouleversera de plus en plus la démarche médicale. Mais, c'est tous les jours, en consultation ou au lit des patients, du cas anodin au plus sérieux, que l'option finale de la décision doit se prendre, ce qu'aucun logiciel ne peut faire. »

Si la formation des médecins laisse à désirer, que dire de l'organisation du système hospitalier français ? En 2006, le professeur Guy Vallancien a remis à Xavier Bertrand, ministre de la Santé de l'époque, un rapport sur l'évaluation de la sécurité, de la qualité et de la continuité des soins chirurgicaux en France. Il expliquait que la France est le pays du monde où le nombre d'établissements de soins publics et privés rapporté à la population est le plus élevé : 3 200 pour 63 millions d'habitants (soit 1/20 000 habitants) contre 1/40 000 en moyenne en Europe. Le professeur Vallancien a également évalué la qualité des plateaux techniques des hôpitaux français. Il a jugé que 130 d'entre eux étaient insuffisants, médiocres, voire dangereux. Aucune suite n'a été donnée à son enquête. Par ailleurs, au cours d'un débat au Sénat le 29 janvier 2015, Gilbert Barbier, sénateur du Jura, indiquait qu'« il y a quelques années, le nombre de lits excédentaires était évalué à 60 000 par Gérard Larcher », l'actuel président du Sénat. Le retard en équipements lourds d'imagerie nuit au diagnostic précoce et à la prise en charge des maladies graves. Certains C.H.U. sont performants, d'autres ne disposent pas de toutes les spécialités et, pour subsister, traitent des patients pour des affections banales, à un tarif journalier excessif. Il nous faut désormais avoir le courage de fermer des établissements hospitaliers sous-équipés ou non rentables, des maternités ne réalisant pas un nombre suffisant d'accouchements. Certes, ce sont des décisions difficiles, incomprises et critiquées par la population pour des raisons de commodité, et redoutées par les élus car impopulaires, mais elles sont indispensables.

La multiplication des réformes qui se contredisent a suscité le doute au sein de la population, d'autant que de nombreuses études arrivent au même constat : celui d'un système à bout de souffle. L'épidémiologie fait défaut en France. Le dépistage et la prévention sont pourtant des sujets d'avenir. Il est par exemple primordial de travailler en amont pour empêcher les jeunes de tomber dans l'addiction du tabagisme, de promouvoir une bonne alimentation, ou encore de prévenir le surpoids, sachant que l'on prévoit une augmentation de 55 % du nombre des diabétiques d'ici 2025. Les facteurs de risque sont identifiés : tabac, alcool, environnement, produits illicites. En principe, cela fait plus de dix ans que la France s'est dotée d'une politique de prévention, dont les effets tardent malheureusement à se faire sentir. A-t-on vraiment les moyens, ou n'est-ce qu'un vœu pieux supplémentaire ? Le moment est venu d'agir. Car la France bat aussi des records d'infections iatrogènes (c'est-à-dire dues à une intervention médicale) à cause de notre « culture du médicament ». Il faudrait éduquer les patients, rationaliser les prescriptions, et peut-être pourrons-nous un jour dire à nouveau que nous avons le meilleur système de santé au monde.

L'hégémonie des laboratoires pharmaceutiques

Une fabrication délocalisée

Les Français sont les premiers consommateurs européens de médicaments. Le poids des dépenses de médicaments dans notre P.I.B. est le plus élevé d'Europe. Les médicaments génériques sont 30 % plus chers chez nous que chez nos voisins, voire 100 % pour les antihypertenseurs. Les laboratoires avancent des coûts importants associés à la recherche, alors qu'ils n'y consacrent que 15 % de leurs investissements, contre 20 à 25 % pour la publicité et le marketing. Dans le même temps, les pharmacies rencontrent un problème tout aussi grave : la multiplication des difficultés d'approvisionnement. Car il faut savoir que la fabrication de nos médicaments a été, dans une large mesure, délocalisée. Aujourd'hui, entre 60 % et 80 % des principes actifs sont fabriqués en Inde ou en Chine. Pire encore, il n'existe souvent que deux lieux de production pour approvisionner l'ensemble des laboratoires et pharmacies du monde entier. Aussi, au moindre incident, les usines ne sont plus fournies en matière première. Les monopoles d'exploitation scellent notre dépendance à l'égard de l'industrie pharmaceutique et nuit à la traçabilité et à la qualité des produits.

Une mise sur le marché insuffisamment contrôlée

Le gouvernement propose de ne plus rembourser les produits de santé qui le sont aujourd'hui à hauteur de 10 %, en invoquant l'absence d'intérêt médical pour le patient. On peut donc se demander pourquoi avoir remboursé ces produits s'ils sont aujourd'hui reconnus inefficaces ? Cette situation s'explique parce qu'au moment de leur demande d'autorisation de mise sur le marché, les laboratoires pharmaceutiques ont utilisé toute leur puissance et leurs relations pour obtenir l'aval des pouvoirs publics. Et que penser de la mise sur le marché de médicaments qui seront ensuite détournés de leur objectif premier ? Ou encore de ceux qui devraient, selon le laboratoire fabricant, améliorer un traitement, mais dont on apprend par la suite que les études ont été influencées pour des raisons qui ne sont pas étrangères aux intérêts économiques du laboratoire ? On peut citer le Mediator® ou les pilules de troisième et quatrième génération, mais les exemples sont légion. Nombre de médicaments qui ont obtenu leur autorisation de mise sur le marché (A.M.M.) ont finalement été retirés de la circulation après avoir gravement endommagé la santé des patients ou même tué certains d'entre eux, comme ce fut le cas pour le Vioxx®, l'Isoméride® ou le Mediator®. Les laboratoires pharmaceutiques, dont la puissance financière est presque sans limites, sont passés maîtres dans l'art du *lobbying*. Comme pour les fabricants de tabac, ils « œuvrent » auprès de toutes les instances nationales, y compris les représentations politiques, et ont même des envoyés permanents au Parlement européen pour intervenir auprès des députés.

Des médecins trop complaisants

Les laboratoires pharmaceutiques sont omniprésents dans la vie d'un médecin depuis sa première année de faculté jusqu'à sa retraite. Outre le passage régulier de visiteurs médicaux vantant les mérites de leurs produits, le praticien jouit souvent de cadeaux, de voyages pour des congrès dits « scientifiques » (lors desquels il est en général accompagné de son conjoint), et cela malgré des dispositions législatives les interdisant. Prenons un exemple récent : sur 6 millions de Français malentendants, la moitié seulement est équipée d'un appareil car le prix de vente des prothèses auditives est exorbitant par rapport à leur prix de revient. Les premiers bénéficiaires de cet état de fait sont les audioprothésistes, c'est-à-dire les vendeurs. Mais les médecins O.R.L., c'est-à-dire les prescripteurs, ne sont pas en reste et reçoivent des cadeaux de la part des deux principales enseignes fabriquant ces appareils pour en vanter les mérites. Pour s'en convaincre, il suffit de chercher sur Internet le nom de l'une ou l'autre de ces enseignes d'audioprothèses pour trouver la longue liste des « largesses » qu'elles consentent aux médecins O.R.L. Pour les seules années 2012 et 2013, on trouve des congrès et des symposiums en Turquie (Istanbul), aux États-Unis (Washington et New York), en Afrique du Sud (Le Cap), en Chine (Hong Kong), en Hongrie (Budapest), en Corée du Sud (Séoul), des assises O.R.L. à Nice, des repas et des soirées de formation médicale continue à Paris, à Méribel et autres villes attrayantes... Avant même d'être médecin, au cours de son cursus universitaire et dès qu'il a posé un pied dans un établissement de santé (pour un stage, son externat ou son internat), l'étudiant tombe entre les mains des laboratoires pharmaceutiques qui financent une partie de sa formation. On pourrait même dire que nous sommes sous leur coupe depuis notre naissance, car dès la maternité, tel ou tel laboratoire se manifeste toujours par la distribution gratuite de couches et de lait...

Des liens douteux avec les gouvernements

Dotés d'une puissance financière qui dépasse souvent nos frontières, les laboratoires pharmaceutiques sont les interlocuteurs privilégiés de plusieurs ministères, dont celui de la Santé bien entendu. Ils savent user, et même abuser, de leurs relations pour obtenir l'autorisation de mise sur le marché d'un médicament (souvent plus cher que son prédécesseur, mais sans réelle efficacité supplémentaire) ou pour faire diligenter une campagne massive de vaccination. Souvenons-nous de la campagne contre l'hépatite B, et plus récemment de celle contre la grippe A (H1N1) qui s'est révélée un fiasco médical, mais aussi financier, pour nous, les contribuables. En revanche, elles ont rapporté un véritable pactole aux laboratoires, avec 94 millions de vaccins commandés et payés par l'État.

La faillite totale des organismes de contrôle

Suite à l'affaire du sang contaminé (sida et hépatite C) et à celle de l'hormone de croissance, nos dirigeants avaient affirmé que nous étions désormais à l'abri de toute récidive car nos organismes de contrôle veillaient. À voir la multiplication des nouveaux scandales (Mediator®, prothèses mammaires P.I.P., pilules contraceptives), on aurait plutôt tendance à croire qu'ils faisaient la sieste. À l'inverse des États-Unis, qui possèdent un organisme de contrôle totalement privé et indépendant, la célèbre F.D.A. (Food and Drug Administration), la France ne dispose que d'organismes de contrôle publics inféodés aux gouvernements successifs et dépendant financièrement des laboratoires. Pire encore : après les récents scandales sanitaires, le gouvernement a remplacé en 2012 l'A.F.S.S.A.P.S. (Agence française de sécurité sanitaire des produits de santé) qui avait largement fait défaut, par un nouvel organisme dénommé l'A.N.S.M. (Agence nationale de sécurité des médicaments). Or, l'A.F.S.S.A.P.S. était financée à 80 % par les taxes sur le chiffre d'affaires des laboratoires pharmaceutiques et les redevances versées par les firmes qui déposaient un dossier de demande d'autorisation de mise sur le marché. Pour l'A.N.S.M., le mode de financement a changé puisqu'il reçoit des subventions de l'État, *via* les taxes et redevances de l'industrie pharmaceutique. Les laboratoires pharmaceutiques apparaissent donc toujours en filigrane derrière ces institutions censées nous protéger. Enfin, ce dernier organisme n'a de nouveau que le nom : mis à part quelques licenciements, les salariés demeurent les mêmes, sans changement dans leurs pratiques.

La responsabilité de l'A.F.S.S.A.P.S. a été mise en cause dans de nombreuses procédures, comme dans le scandale du Mediator®. Un grand nombre d'experts qui siégeaient à l'A.F.S.S.A.P.S. intervenaient aussi en leur qualité d'expert pour les laboratoires pharmaceutiques, ce qui constituait là un conflit d'intérêts majeur. Bien entendu, ces experts ne faisaient pas étalage de cette double casquette très lucrative. De même, l'A.F.S.S.A.P.S. est responsable d'une absence totale de réactivité de ses propres services devant l'afflux de déclarations de complications dans le cas des prothèses mammaires P.I.P. Ce dysfonctionnement total des organismes de contrôle et les conséquences humaines et financières qui en découlent jettent l'opprobre sur notre système de santé qui se veut sans reproche. Pendant les Trente Glorieuses (1946-1975), les établissements de soins ont en effet bénéficié d'un développement continu, mais sans forcément prendre en considération le sentiment de déshumanisation, de cloisonnement entre les services, de morcellement des tâches dû à une extrême spécialisation. Et tous les pays européens sont confrontés au même défi : produire une offre de qualité accessible à tous. La politique de santé demeure aux mains des gouvernements nationaux. Mais pour que le système perdure, il leur appartient de prendre les mesures qui s'imposent, même si elles sont parfois impopulaires au sein du corps médical et chez les patients.

Les plus optimistes trouveront que le système de santé français, s'il n'est plus le meilleur du monde, reste extrêmement performant. Pour l'apprécier à sa juste valeur, nous pouvons reprendre les termes du président du Haut Conseil de la Santé publique, pour qui la France est désormais en la matière « un pays moyen, parfois meilleur, parfois moins bon que ses voisins selon les domaines ». Renforcer la prévention, réguler le prix des médicaments, séparer décisions publiques et groupes d'intérêt, sont des impératifs et des pistes d'économies. Notre système de santé est à la croisée des chemins. Notre médecine était la meilleure du monde, mais aujourd'hui elle ne l'est plus.

Les dérives du secret médical

Comme le précise l'ordre national des médecins, le respect de la vie privée et le secret médical sont des droits fondamentaux du patient qui s'imposent à tous les médecins.

Le secret médical couvre tout ce que connaît le médecin sur le patient dans l'exercice de sa profession, tout ce que lui a confié son patient, mais aussi ce qu'il a vu, entendu ou compris. Cette définition est d'ailleurs exprimée dans une citation du serment d'Hippocrate que se doit de prononcer tout jeune médecin. Le rôle du secret médical est mis en exergue quand le médecin déclare : « Admis dans l'intimité des personnes, je tairai les secrets qui me seront confiés. Reçu à l'intérieur des maisons, je respecterai les secrets des foyers et ma conduite ne servira pas à corrompre les mœurs. » Il est évident qu'il ne peut y avoir de médecine sans confidences, pas de confidences sans confiance et pas de confiance sans secret. C'est d'ailleurs ce qu'exprimait magnifiquement le professeur Louis Portes (président du Conseil national de l'Ordre des médecins), dans une allocution à l'Académie de médecine en 1950, quand il parlait du moment de la consultation dans l'intimité du cabinet médical, entre le patient et son médecin, en indiquant : « C'est la rencontre d'unc confiance (le patient) et d'une conscience (le médecin). »

Le secret médical permet la confiance totale qui doit s'installer entre vous et votre médecin. Vous devez pouvoir tout dire à votre médecin en étant assuré que le secret des conversations sera préservé. Pour assurer la continuité des soins ou déterminer la meilleure prise en charge possible, les personnels de santé peuvent toutefois avoir besoin d'échanger des informations sur un patient. C'est ce que l'on appelle le « secret partagé ». Mais vous pouvez refuser à tout moment que des informations vous concernant soient communiquées à un ou plusieurs professionnels de santé. L'article L.1110-4 du Code de la santé publique définit parfaitement les limites de ce secret partagé. Il est précisé que « tout patient pris en charge par un professionnel, un réseau de santé ou tout autre organisme participant à la prévention et aux soins, a droit au respect de sa vie privée et au secret des informations la concernant ». Par professionnel de santé, il faut comprendre les professions médicales (médecin, chirurgien-dentiste, sage-femme), mais aussi paramédicales (infirmiers, kinésithérapeutes, orthophonistes, ambulanciers, assistants et auxiliaires de service social, secouristes...). Si le diagnostic ou le pronostic s'avère grave, le médecin peut transmettre des informations à la famille ou aux proches, et cela dans le seul intérêt du malade, sauf si celui-ci s'y oppose de manière formelle.

Conformément à la loi du 4 mars 2002, dite « loi Kouchner », les ayants droit d'un malade décédé peuvent demander des informations aux professionnels de santé, mais uniquement dans la mesure où celles-ci sont nécessaires pour connaître les causes de la mort, défendre la mémoire de la personne décédée ou faire valoir leurs droits. Depuis cette loi, vous pouvez avoir accès à votre dossier médical, soit en allant vous-même le consulter, soit en demandant sa transmission à vous-même ou à un médecin de votre choix. Dans ce dernier cas, vous devez adresser une lettre recommandée avec accusé de réception au directeur de l'établissement où les soins ont été prodigués, mais aussi au médecin qui a pratiqué l'intervention ou qui vous a pris en charge. Vous devez joindre une copie d'une pièce d'identité et, en cas de décès du patient, la preuve de votre qualité d'ayant droit (livret de famille ou acte de notoriété établi par un notaire). Il vous sera alors adressé un devis correspondant aux frais de duplication des pièces médicales demandées.

La possibilité d'accéder directement à son dossier médical est en soi une bonne chose, mais elle a entraîné des effets pervers insoupçonnés. Il n'est pas rare que les médecins constituent deux dossiers médicaux de façon concomitante. L'exemplaire destiné au patient est alors expurgé de toute annotation particulière et délesté de certaines pièces médicales. C'est bien sûr celui-ci qui vous sera transmis. Le dossier complet est gardé bien à l'abri ; seuls l'interne et le chef de clinique y ont accès. Il n'est pas rare qu'au cours d'une réunion d'expertise, l'expert médical soit en possession de ces deux dossiers.

Le médecin du travail ne peut avoir accès à votre dossier médical que si vous lui avez donné votre accord. Le service de santé au travail n'étant pas un lieu de soins, le médecin du travail ne peut ni demander, ni diffuser d'informations. Votre employeur ne peut donc obtenir aucun renseignement sur votre état de santé auprès de votre médecin du travail. Fort heureusement !

Le praticien se sent protégé par le secret médical auquel il se réfère sans cesse. Dans le confort de son cabinet, ne subissant aucun contrôle, le médecin (généraliste ou spécialiste) décide à la fois du diagnostic, du traitement et de sa durée, des examens biologiques et examens complémentaires, des transports en ambulance, du nombre de visites... *A priori*, tout cela est pour le bien du malade. Mais il faut savoir que le praticien est protégé par sa corporation et l'Ordre des médecins est toujours bienveillant à son encontre, même s'il commet une erreur. En plus de vingt ans passés à défendre des victimes d'accidents corporels, nous avons eu l'occasion d'être témoins de situations pour le moins équivoques de la part de certains Conseils départementaux de l'Ordre des médecins : pressions sur la victime afin qu'elle retire sa plainte, enquête sur les faits incriminés à l'impartialité fort discutable, tout est bon pour tenter de dissuader une victime de continuer ses démarches auprès de la section disciplinaire. Couvert par le secret médical, le médecin peut s'affranchir de toute responsabilité économique, sociale et médicale. Dans son cabinet, véritable cocon protecteur, il est la cible privilégiée des laboratoires et ses « patients » sont devenus ses « clients ».

Quel avenir pour notre médecine ?

L'O.M.S. (Organisation mondiale de la santé) définit la santé comme « un état de bien-être physique, mental et social ». La médecine doit contribuer à entretenir la santé. Mais est-ce toujours le cas à l'heure actuelle ?

Notre médecine peut-elle encore être humaniste ?

Une médecine « humaniste », et pas seulement humanitaire, serait une médecine qui s'occuperait des problèmes des individus et mettrait l'homme au centre de ses préoccupations. Confucius disait : « Le piètre médecin soigne la maladie, le bon médecin soigne le malade, le grand médecin soigne la société. » Voilà de belles promesses. De nos jours, sont réputés bons médecins, efficaces, énergiques, ceux qui ont une importante clientèle et répondent aux demandes de leurs patients (prescriptions spécifiques, arrêt de travail...). Mais ils ne vont disposer que de cinq à dix minutes seulement par patient. Aussi réalisent-ils souvent plus de cinquante actes par jour. À leur décharge, nous devons reconnaître qu'ils perçoivent des honoraires anormalement bas, non revalorisés depuis de nombreuses années, alors que les études qu'ils ont suivies sont longues et difficiles. Mais peu nombreux sont les praticiens qui prennent encore le temps d'avoir une approche globale, humaine et humaniste du patient, et qui ne sont pas de simples machines à prescrire des ordonnances.

Qu'elle semble loin, l'époque où les rapports entre les malades et leur médecin étaient faits de respect, de confiance, voire même de véritable vénération, plaçant ainsi le médecin au-dessus de toute critique. Dans les petites villes, il existait des notables : le maire, le curé, le médecin, le pharmacien... On allait les voir pour les maux du corps mais aussi pour ceux de l'âme. Sans oublier la figure du médecin de famille, qui connaissait les maladies mais aussi et surtout ses patients, leur condition sociale, leur environnement familial et professionnel, leurs habitudes de vie, leurs préoccupations. Il était alors plus facile de comprendre l'origine ou le facteur déclenchant d'une maladie et de participer ainsi de façon plus humaine à leur médication.

Les praticiens n'ont plus cette formation classique de jadis. Le médecin de famille devient rare, l'amour du métier se perd. Jusqu'en 1950, on pouvait penser que le diplôme de médecine était un certificat de bonne moralité ; ce n'est plus vrai aujourd'hui. Le médecin n'est pas au-dessus de la suspicion légitime. Il existe de très bons médecins, mais aussi des mauvais, à l'instar de toutes les autres professions. La seule différence dans le cas de la médecine, et *a fortiori* de la chirurgie, c'est que le praticien travaille sur le corps humain et que l'erreur se paie comptant, tournant en tragédie souvent irréversible.

Aujourd'hui, on se soucie principalement de la dimension scientifique de la médecine. Nous perdons de vue son humanité. Notre médecine est entrée depuis longtemps dans l'ère industrielle. De manière concrète, il faut garder à l'esprit que chacun d'entre nous finance les honoraires des médecins, les soins, mais aussi les frais de marketing et de développement de l'industrie pharmaceutique. Cette industrie a donc intérêt à faire prescrire les spécialités les plus chères, à agir sur le nombre et le volume de prescriptions des médicaments. Les laboratoires pharmaceutiques vont se concentrer sur les médecins les plus prescripteurs, à qui des visiteurs médicaux vanteront les mérites des spécialités les plus rentables. Pour le professeur Diane Harper, « le profit potentiel pour les actionnaires semble plus important que l'intérêt sanitaire ». Cette Américaine, professeur de médecine, a participé aux études sur le Gardasil®, vaccin censé prévenir le cancer du col de l'utérus, mais sur lequel pèsent de nombreuses interrogations concernant son efficacité réelle. Autre exemple : le Sovaldi®, du laboratoire américain Gilead, qui permet d'obtenir la guérison de plus de 90 % des porteurs d'hépatite C chronique, quelle que soit la souche du virus. Ce médicament coûte 19 000 euros pour un mois de traitement. Cela implique malheureusement de faire le tri entre les patients et de ne retenir que ceux qui présentent un stade avancé de la maladie, car le traitement de tous les malades coûterait 3 milliards d'euros à la Sécurité sociale ! Gilead explique ce prix de revient exorbitant par un coût de recherche important. Toutefois, à la demande du ministère de la Santé, le laboratoire a baissé le prix de la boîte de comprimés de 24 % le 24 novembre 2014. Le 10 février 2015, l'association Médecins du monde a attaqué la validité du brevet du Sovaldi®. Il s'agit d'une initiative à suivre de très près car, sans brevet, le prix du traitement pourrait être réduit à moins de 300 € au lieu de 40 000…

Les laboratoires pharmaceutiques sont devenus des *trusts* internationaux dont la puissance financière est colossale, et qui ont pour la plupart leur siège social dans des pays au régime fiscal plutôt favorable. Ils n'hésitent pas à utiliser des méthodes contestables (effets secondaires non déclarés, études incomplètes et même parfois mensongères) pour obtenir le plus vite possible une mise sur le marché de leur produit. Ainsi, le laboratoire américain Merck, qui produit le Victrelis® pour le traitement de l'hépatite C, en est venu à licencier son directeur des affaires médicales. Ce médecin avait osé dénoncer un conflit d'intérêts manifeste dans l'obtention de l'autorisation de mise sur le marché de ce médicament. Un médecin hépatologue parisien renommé était en effet accusé d'être à la fois expert auprès de l'Agence nationale du médicament et rémunéré par Merck pour faire la promotion du Victrelis® (certes efficace, mais coûteux).

Notre mode de protection sociale contribue aussi à cette dérive industrielle. L'industrie pharmaceutique orchestre tout et les malades sont pris en otage. Les procès en réparation contre les laboratoires n'aboutissent que difficilement et après de nombreuses années de procédure (talc Morhange®, hormones de croissance et plus récemment Vioxx®, Isoméride® ou Mediator®). Comment espérer qu'une médecine confiant ses diagnostics cliniques à la technologie, et ses traitements à une industrie toute-puissante, puisse répondre de façon adaptée à la pathologie et à la souffrance humaine ?

Un autre signe de l'industrialisation de notre médecine est son automatisation de plus en plus importante. Informatique, robotisation, la médecine bénéficie en effet en permanence de nombreuses avancées technologiques qui, dans l'ensemble, lui ont été et lui seront bénéfiques.

L'informatique a fait son entrée dans les cabinets médicaux et les établissements hospitaliers. Dans les hôpitaux, les médecins consignent désormais toutes les informations concernant les patients dans un dossier d'hospitalisation numérique. L'abandon des dossiers papier a été fastidieux, mais aujourd'hui le dispositif fonctionne. En milieu libéral, les médecins doivent tenir une « fiche d'observation » qui correspond à un dossier professionnel informatisé pour chacun de leurs patients. Votre médecin peut donc se servir de son ordinateur pour consulter le dossier qu'il a constitué pour vous et qu'il complète à chacune de vos visites. Il accède à de nombreuses fonctions, comme celle concernant les contre-indications et les interactions entre les médicaments. Ainsi, en un seul clic, il vérifie si votre nouveau traitement comporte un risque ou non.

Il faut savoir que chaque patient peut disposer d'un dossier médical personnel (D.M.P.), qui est un carnet de santé informatisé et sécurisé, accessible sur Internet. À l'occasion d'une consultation ou de votre admission dans un établissement de soins, le professionnel de santé pourra créer votre D.M.P. Les informations qu'il contient sont personnelles et confidentielles, et relèvent du secret professionnel. Le D.M.P. ne peut être créé qu'avec votre accord, et les professionnels de santé ne peuvent y accéder sans votre autorisation. Il peut contenir vos comptes rendus d'hospitalisation et d'intervention, vos documents radiologiques, vos résultats d'analyses biologiques, vos antécédents et allergies, les actes importants réalisés et les médicaments que vous prenez. Vous comprendrez qu'un tel dossier permet d'éviter la répétition d'examens radiologiques et biologiques coûteux si vous consultez plusieurs praticiens, et qu'il revêt une importance capitale pour votre prise en charge en cas d'urgence, pouvant même vous sauver la vie (en cas d'allergie grave par exemple).

L'informatique a aussi contribué à la vulgarisation de la médecine et des termes médicaux. Certains sites Internet bien réalisés sont en mesure de donner des réponses à quelques-unes de vos préoccupations (de nombreuses personnes ont d'ailleurs aujourd'hui le réflexe de consulter Internet à la recherche d'une solution d'automédication pour le moindre petit bobo). Rappelons néanmoins que la plus grande vigilance est de mise et qu'il ne faut pas croire tout ce qui peut circuler sur le web. Aux États-Unis, Google propose même des consultations virtuelles sur le Web. Ce système permet de mettre en relation des patients avec des médecins, par l'intermédiaire d'une webcam. Les médecins sont sélectionnés en fonction de vos symptômes et un spécialiste vous sera attribué si vous avez des douleurs particulières. Cet outil ne peut toutefois avoir qu'un but consultatif et ne remplacera jamais une vraie consultation, ni l'examen clinique, ni ce rapport privilégié entre le médecin et son patient que l'on appelle le colloque singulier. L'informatique autorise aussi des visioconférences entre praticiens géographiquement éloignés, la transmission de données (comme par exemple les images radiologiques) et même des interventions chirurgicales en direct.

Malgré ce tableau prometteur, il est impératif que les utilisateurs de ces données informatiques et des logiciels existants possèdent une parfaite maîtrise de leur application. Nous avons rencontré, dans un établissement de la région parisienne, un cas de décès d'une personne allergique à la pénicilline. Une mention « allergie à la pénicilline » était pourtant portée à de nombreuses reprises dans son dossier, mais, au moment de la prescription fatale, le professionnel de santé ne savait pas qu'il devait interroger son ordinateur sur les contre-indications du patient. De même, une erreur d'interprétation d'un logiciel de radiothérapie a entraîné la surirradiation de plus de 450 malades et le décès de douze patients au centre hospitalier d'Épinal entre 2001 et 2006. L'irradiation devait être localisée pour traiter des cancers de la prostate, mais, suite à une mauvaise manipulation induite par la méconnaissance d'un logiciel, le radiophysicien et deux radiothérapeutes ont surirradié des centaines de patients, entraînant des brûlures très profondes. Ces trois médecins ont été condamnés en première instance à quatre ans (trois pour le radiophysicien) de prison dont dix-huit mois fermes et à une interdiction d'exercer la médecine. La procédure en appel s'est tenue en novembre et décembre 2014 à Paris. Le 8 juillet 2015, la cour d'appel de Paris a confirmé la culpabilité des trois praticiens condamnés en première instance, mais a réduit leur peine à trois ans de prison avec sursis tout en confirmant leur interdiction définitive de pratiquer. La technologie, aussi performante soit-elle, a ses limites et il ne faut jamais oublier que derrière les machines, nous avons besoin d'hommes attentifs et compétents.

L'informatisation a aussi permis le développement de la santé mobile, ou « m-santé », qui connaît un grand engouement auprès des investisseurs et des sociétés informatiques innovantes. Pour l'Organisation mondiale de la santé, « la m-santé est la fourniture de services de santé ou d'informations liées à la santé *via* les technologies mobiles (tablettes, smartphones, capteurs divers...). C'est donc l'utilisation d'appareils mobiles et sans fil pour améliorer l'état sanitaire, les services de santé et la recherche en santé ». Depuis plusieurs mois apparaissent sur le marché des bracelets connectés disposant de capteurs de mouvement ou de rythme cardiaque... Certains cabinets financiers prédisent un grand avenir à cette nouvelle forme de médecine et estiment à plusieurs dizaines de milliards d'euros ses retombées économiques. Ils citent en particulier les applications ciblant les maladies chroniques fréquentes comme le diabète, l'insuffisance respiratoire ou les maladies cardiovasculaires. Ainsi, il est maintenant possible d'enregistrer les faits et gestes d'une personne à son domicile (poids, positions, déplacements) par l'intermédiaire d'équipements spécifiques. Par exemple, le laboratoire Sanofi commercialise un « glycomètre connecté », c'est-à-dire un appareil capable d'analyser la glycémie (le taux de sucre dans le sang) en ligne, ce qui représente une avancée considérable pour les diabétiques. Ces bracelets sont souvent bon marché, il est aisé de s'en procurer pour moins de 50 euros. Ils contiennent des capteurs de mouvement, de température et mesurent le rythme cardiaque ou le nombre de calories brûlées. Ils laissent même des messages sur le nombre de pas que vous avez effectués dans la journée, ou la qualité de votre sommeil. L'avenir nous dira si ces différents gadgets dédiés au bien-être ne sont que des phénomènes de mode. Mais il faut convenir que certaines de ces applications pourraient permettre des avancées significatives dans le domaine de la santé, pour la prévention et la surveillance de nombreuses maladies.

Malheureusement, ces appareils intéressent aussi les mutuelles de santé, les laboratoires et les assureurs. Un nouveau danger se pose : celui de la protection des données. En effet, collecter des données pour les monnayer ensuite est très tentant pour les fabricants d'objets connectés ou les développeurs d'applications. Certes, il ne s'agit que d'informations concernant le bien-être et non le domaine médical à proprement parler, mais le pas peut vite être franchi par de grandes entreprises telles que Apple, Google ou Facebook, connues pour « fouiller » dans les données personnelles de leurs utilisateurs.

La robotique fait désormais partie de notre médecine. Force est de constater que dans de nombreux domaines médicaux, de la radiologie à la chirurgie en passant par le handicap et la formation des professionnels de santé, la robotisation a engendré des avancées considérables. Un des problèmes majeurs pour les médecins est de parvenir à localiser la maladie du patient. Grâce aux systèmes de guidage des robots, on réussit aujourd'hui à visualiser l'organisme humain de différentes manières. Nous pensons bien sûr en premier lieu à l'I.R.M., technique radiologique qui utilise un champ magnétique pour obtenir des images. C'est un examen médical indolore, dont le seul inconvénient réside dans le fait que le patient est examiné dans une sorte de tunnel, situation difficile à gérer pour les claustrophobes. Notons qu'une I.R.M. ouverte, plus agréable pour les patients, est toutefois en service depuis peu. Autre avancée spectaculaire : la réalité virtuelle a fait son entrée dans les blocs opératoires. Un chirurgien peut préparer son opération en étudiant l'anatomie de son patient reconstituée en trois dimensions à l'aide des images prises par un scanner ou par I.R.M. Tous les éléments de l'organisme y figurent en transparence et sont colorés pour mieux les distinguer. Cette technologie permet de réaliser une chirurgie « ciblée » grâce à la localisation précise des lésions et des tumeurs, mais aussi de déterminer la meilleure stratégie opératoire. Ces images peuvent aussi être exploitées pendant l'intervention. Dans les blocs opératoires de pointe, les images en 3D sont superposées et combinées avec des images réelles prises par un système robotisé qui scanne le corps du malade, ou par une mini-caméra introduite dans son corps. Elles sont diffusées sur un moniteur et guident le chirurgien. L'opération est plus rapide et présente moins de risque d'erreurs et de complications.

Les robots semblent promis à un grand avenir dans le monde médical. Les « robots chirurgiens » sont une réalité, le « robot infirmier » et ceux qui corrigent un handicap sont en expérimentation. Rassurez-vous, ils n'opèrent pas encore tout seuls. Cependant, ils permettent des gestes opératoires précis et donc moins de suites opératoires pour les patients, avec des risques infectieux moindres. Cette chirurgie est peu invasive, car elle limite la taille de l'incision et donc la durée d'hospitalisation. La robotique médicale est déjà utilisée pour les interventions de chirurgie thoracique et viscérale. Le « robot chirurgien » permet d'opérer à distance, soit dans la même pièce avec une machine comme intermédiaire, soit depuis un endroit éloigné. Le chirurgien commande les gestes qui sont effectués par la machine et dispose de la vision du champ opératoire sur son écran. Même si les mains du chirurgien ne sont pas en contact direct avec le corps du patient, le robot est en quelque sorte leur continuation ; une sensation tactile est d'ailleurs transmise par la machine. Bien sûr, le robot ne peut pas prendre seul une quelconque décision ni remplacer une intervention humaine. Les robots d'opération à distance les plus connus se nomment Da Vinci et Zeus. Certains prétendent que le résultat obtenu ne serait pas toujours aussi bon que par une intervention manuelle. Mais ce qui importe surtout, ce n'est pas la performance du robot, c'est la compétence du chirurgien qui l'utilise. Les promesses de la robotisation sont aussi très nombreuses dans le domaine du handicap, et des avancées fréquentes nous laissent entrevoir des possibilités inespérées. Les robots peuvent déjà remplacer un bras ou une jambe amputés, devraient permettre à des personnes paraplégiques de marcher à nouveau, ou pallier des handicaps encore plus dramatiques.

Il existe aussi des robots qui facilitent le perfectionnement des étudiants en médecine et en chirurgie dentaire.

Ces « robots patients » réagissent comme de véritables patients, en émettant des gémissements, en bougeant les bras en cas de douleur et même en communiquant grâce à un procédé de synthèse vocale. Un « hôpital virtuel », créé à Nancy, comprend des salles d'intervention et des salles de travaux pratiques où les étudiants réalisent des interventions chirurgicales, des points de suture ou des soins dentaires sur des robots reproduisant les caractéristiques du corps humain. Depuis quelque temps, la faculté de médecine de Bordeaux dispose de deux mannequins enrichis de technologie, un adulte (prénommé Raymond) et un enfant. Ainsi, des praticiens déjà confirmés, comme des anesthésistes réanimateurs ou des chirurgiens, mais aussi les internes, perfectionnent leurs connaissances pratiques. Réalistes et réactifs, ils permettent aux internes d'apprendre et de répéter les bons gestes techniques et d'être confrontés à des cas précis, proches de la réalité, afin de prendre de bonnes décisions et d'appliquer les protocoles appris en cours. Pour éviter les risques d'erreurs dans la distribution de médicaments (responsables de 9 000 à 12 000 décès par an), le centre hospitalier d'Aulnay-sous-Bois a équipé ses services d'armoires robotisées et de chariots de distribution de médicaments mobiles informatisés. Les ordonnances sont automatiquement enregistrées sur l'armoire de stockage robotisée du service, et seuls les tiroirs correspondant aux médicaments prescrits peuvent s'ouvrir. Grâce à cette technique, le nombre d'erreurs dans la délivrance des médicaments a diminué de 90 %.

Dans l'avenir, rien ne nous empêchera d'utiliser les robots pour apporter du soutien aux personnes âgées ou pour augmenter l'intercommunication avec des enfants autistes ou handicapés. Lorsqu'un robot ressemble à un être humain, on l'appelle « humanoïde », et s'il a en plus un visage humain, il s'agit alors d'un « androïde ». Au Japon, un robot humanoïde dénommé Pepper parle dix-neuf langues, parvient à reconnaître les visages et à lire les émotions (froncements de sourcils, sourires). Utilisé dans les magasins, il a augmenté la fréquentation de 50 %. Des robots du même modèle que Pepper vont bientôt faire leur apparition dans la vie quotidienne des Japonais et ont déjà été précommandés par 10 000 personnes. Dans la même veine, le professeur Hisi Gouro, responsable du département robotique de la faculté d'Osaka, a créé un robot androïde à son effigie ; ce robot peut donner des cours à sa place.

L'introduction des robots dans le monde médical est donc pleine de promesses pour l'avenir. Cependant, il ne faudra jamais oublier que derrière les robots se trouvent des hommes, avec leurs compétences, leur savoir, mais aussi leurs faiblesses et leurs défauts. Les médecins devront toujours garder à l'esprit deux principes fondamentaux. Tout d'abord, comme l'écrivait Hippocrate dans son *Traité des épidémies*, « *Primum non nocere* » (« Avant tout, ne pas nuire »). Et ensuite, replacer le patient au centre des préoccupations, non comme un simple porteur de symptômes d'une maladie, mais comme un être humain qui doit être examiné sur le plan organique, fonctionnel et psychique.

Remettre un peu d'humanité dans notre médecine, certes industrielle et robotisée, mais aussi riche d'avenir, est un enjeu majeur pour demain. Il suffit de penser au cœur artificiel développé par la société Carmat, aux greffes de mains, au test sanguin de dépistage précoce du cancer du poumon, à la reconstruction de la moelle épinière par transplantation de cellules nerveuses du nez… Des chercheurs américains et sud-coréens ont même réussi à fabriquer une véritable « peau artificielle » présentant une élasticité et une sensibilité comparables à l'épiderme humain. Cette peau artificielle se rétracte et s'étend selon les mouvements et contient des capteurs détectant la pression, la température et l'étirement. Ce nouveau type de peau serait à même dans le futur de recouvrir les prothèses. Plus fou encore, le neurochirurgien Sergio Canavero, de l'université de Turin, prétend être capable de réussir à greffer une tête humaine sur un autre corps, sans risque de paralysie ou de décès. Pour cette intervention, qu'il pense parvenir à réaliser dans un délai de deux ans, il aura besoin de plus de 100 chirurgiens, anesthésistes, techniciens et infirmières, et il évalue le coût d'une transplantation de tête à 10 millions d'euros…

Il convient toutefois d'être d'une extrême prudence, car en voulant ainsi repousser les limites de la science, et à force de bafouer la morale et l'éthique médicale, le risque de ne plus rien maîtriser existe…

Les actions de groupe sont-elles bénéfiques ou illusoires ?

Inspirés par nos voisins américains, les différents gouvernements français ont tous souhaité introduire la procédure d'action de groupe dans notre droit, dans un souci de renforcer les pouvoirs du consommateur. Le droit américain autorise des cabinets d'avocats capables de supporter le coût financier d'une telle procédure, à prendre l'initiative d'une telle action dès qu'ils ont connaissance d'un dommage de masse, et à constituer leur groupe par la publicité. Leurs honoraires sont ainsi calculés en pourcentage sur les résultats de l'action. Les personnes concernées sont toutes les victimes potentielles, même si elles n'ont pas manifesté leur volonté d'intervenir. L'objectif du gouvernement français est d'inciter les consommateurs à agir lorsque les préjudices subis individuellement sont d'un montant peu élevé mais les plaignants nombreux. Ainsi, la loi du 17 mars 2014, dite « loi Hamon », a introduit cette procédure dans notre système judiciaire. Malheureusement, cette loi est destinée à s'appliquer dans le domaine commercial, et les contentieux médicaux en sont exclus de prime abord. C'est ainsi que les premières actions de groupe ont été mises en place à l'encontre des banques ou des opérateurs de téléphonie.

La loi de Santé 2015, discutée devant le Parlement en janvier 2015 et adoptée en deuxième lecture le 14 décembre 2015, envisage enfin la procédure d'action de groupe dans le domaine de la santé. La difficulté est de déterminer les préjudices susceptibles d'être réparés dans une telle action. En effet, il est aisé de chiffrer un préjudice dit « patrimonial », en raison de l'existence d'une facture (de réparation ou de travaux, par exemple). Mais dans le domaine médical, la plupart des préjudices ne se réparent pas. Ils s'évaluent de manière médico-légale, et on parlera alors de préjudices « extrapatrimoniaux » (préjudice moral, souffrances endurées...). L'action de groupe pourrait être salvatrice, notamment pour les victimes de produits de santé. Car ces derniers ont été à la source de scandales générant des dommages sériels, affectant les consommateurs de manière similaire. Le recours aux Commissions de conciliation et d'indemnisation (C.C.I., instituées par la loi du 4 mars 2002) s'est révélé peu adapté à ces dommages causés par la défectuosité ou la mauvaise utilisation de produits de santé. Peu de dossiers concernant un médicament ont été déposés devant les C.C.I., les victimes préférant engager directement une procédure judiciaire (par exemple dans le cas du Mediator®, des prothèses P.I.P. ou des pilules de troisième et quatrième génération). Au fil des années et des scandales sanitaires, l'État a aussi décidé, de manière opportune, de mettre en place des fonds d'indemnisation autonomes pour la prise en charge de victimes déterminées. On peut citer le Fonds d'indemnisation des transfusés et des hémophiles (F.I.T.H., pour les victimes du sida) ou le Fonds d'indemnisation des victimes du Mediator®, sous l'égide de l'Office national d'indemnisation des accidents médicaux (O.N.I.A.M.). Néanmoins, la mise en place d'une action de groupe dans le domaine de la santé et du dommage corporel va permettre de poursuivre l'évolution indemnitaire induite par les juridictions et les gouvernants depuis plusieurs années.

L'esprit de l'article 45 de la loi de Santé 2015 est proche des dispositions mises en place dans le cadre du droit de la consommation. Une association d'usagers du système de santé agréée aura la faculté d'engager une procédure pour faire reconnaître la responsabilité d'un produit de santé dans la survenue de dommages sériels. L'objectif est de mutualiser les coûts liés à une procédure souvent lourde sur le plan financier pour les victimes qui agissent de manière individuelle. Une fois l'action engagée, une phase de jugement sur la responsabilité conduirait à la reconnaissance de l'existence du manquement et définirait le groupe des victimes qui seraient susceptibles de demander réparation des dommages subis. À ce stade, le magistrat serait en mesure de définir les critères liés aux dommages présentés par le groupe, compte tenu des caractéristiques du produit en cause.

De même, le magistrat pourrait, sur demande, désigner un médiateur pour trouver une solution amiable afin d'accélérer le processus d'indemnisation et d'envisager la réparation individuelle des préjudices en cas d'échec de la médiation. S'agissant d'un dommage corporel, une évaluation individuelle serait réalisée pour tenir compte de l'étendue des préjudices présentés par chaque victime. Dans le délai fixé par le juge, chaque personne remplissant les critères déterminés pourrait adhérer au groupe, soit en saisissant le responsable de ses dommages d'une demande d'indemnisation fondée sur le premier jugement, soit en donnant mandat à l'association qui a introduit l'action en première phase. Cette procédure ne concernera que les dommages résultant de manquements survenus postérieurement à la date d'entrée en vigueur prévue de la loi ou, s'il s'agit de manquements « continus », qui n'ont pas encore cessé à cette date.

Certaines critiques s'élèvent contre ce projet. Les professionnels du droit s'inquiètent d'une prise de pouvoir par les associations de consommateurs, dans un domaine où la technicité des principes de responsabilité, mais aussi de l'évaluation des préjudices, nécessitent des connaissances avérées. L'objectif premier de ce dispositif était d'éviter les abus du système américain dans la médiatisation d'actions. Or, les actions menées par des associations dans le domaine du droit de la consommation ont été réalisées et annoncées par le biais de communiqués de presse et de plans médias parfaitement préparés. Il serait regrettable que les victimes d'un produit de santé passent au second plan. Cependant, il faut bien reconnaître que seule la publicité de la démarche entreprise par les associations ou d'un jugement obtenu permettra à l'ensemble des victimes concernées d'être informées et de se manifester.

Derrière ces inquiétudes légitimes, il est important de relever que la mutualisation des coûts d'une procédure dans la responsabilité médicale n'est pas négligeable. En droit français, il convient au demandeur d'apporter la preuve de son dommage et de la défectuosité du produit mis en cause. La possibilité pour les victimes de se regrouper leur évitera d'avancer des sommes importantes pour faire valoir leurs droits, car ce sont les associations de victimes qui assumeront les frais de la procédure mettant en cause la responsabilité du fabricant du produit incriminé.

Cependant, il sera impératif de respecter le principe de la réparation intégrale, qui est en France un principe fondamental. Une expertise médicale sera indispensable afin d'évaluer les différents préjudices pour chacune des personnes concernées. Les dommages causés aux victimes dans le domaine de la santé sont souvent très différents d'un patient à l'autre. La réparation ne sera jamais la même pour tous. Donc, si le nombre des victimes est conséquent (comme cela est actuellement le cas pour les victimes du Mediator® et des prothèses mammaires P.I.P.), le temps de réalisation de ces expertises médicales ne sera pas réduit et s'étalera si nécessaire sur plusieurs années.

Un autre problème reste inquiétant. Au début de la procédure, le laboratoire mis en cause ne connaît pas le nombre de personnes susceptibles de réclamer une indemnisation, et ne pourra donc pas transiger. Pourtant, c'est un des grands principes des actions de groupe américaines, repris dans la loi de 2015. L'approche du dossier par les différents protagonistes sera ainsi différente selon qu'il concerne 1 000 ou 10 000 personnes. Pour donner un exemple récent, dans le cas du Mediator®, des négociations secrètes se sont tenues entre les avocats de trois associations de victimes et ceux des laboratoires Servier pour mettre en place un protocole d'accord collectif et systématique. La négociation a échoué, le laboratoire Servier voulant limiter l'indemnisation aux seules victimes qui avaient engagé une procédure, alors que les associations voulaient inclure les milliers de dossiers de victimes qu'elles détenaient.

De plus, gardons à l'esprit que la société mise en cause, la plupart du temps un laboratoire, ne se laissera pas condamner facilement. L'action de groupe n'accélérera sans doute pas les procès et la problématique de la responsabilité du fabricant, très complexe à déterminer dans le cas d'un produit de santé, reste entière. Par ailleurs, derrière les laboratoires se trouvent toujours des compagnies d'assurances qui feront tout pour éviter de payer, ou en retarder l'échéance. Toutefois, reconnaissons que ces nouvelles actions de groupe dans le domaine de la santé, bien qu'éloignées du modèle des *class actions* américaines, ont au moins le mérite d'exister.

Les médicaments génériques sont-ils réellement efficaces ?

Un médicament générique est produit à partir d'un médicament dont le brevet est tombé dans le domaine public. Contrairement aux idées reçues, un médicament générique n'est pas la copie conforme du médicament référent, appelé « princeps ». Le principe actif est le même, mais la forme (gélules, comprimés, poudre, sirop) et les excipients (diluants, conservateurs ou colorants) peuvent différer et avoir des effets néfastes sur certains patients. Le médicament générique est aussi en général moins cher que le princeps. Il existe trois catégories de médicaments génériques :

- La *vraie copie*, ou « autogénérique », dans laquelle on va retrouver la même molécule active, avec le même dosage, la même apparence et les mêmes excipients.
- Les *médicaments similaires*, qui contiennent le même principe actif avec le même dosage, la même forme que le médicament original, mais dont les excipients sont différents.
- Les *médicaments assimilables*, dont le principe actif se présente sous une autre forme chimique que celle du médicament de marque, tout en ayant le même dosage.

Les médicaments génériques portent le nom de la molécule active, suivi le plus souvent du nom du laboratoire qui les fabrique. Ces différences perturbent en général les consommateurs et sèment le doute sur la fiabilité des génériques. Alors, qu'en est-il ?

Pour avoir l'autorisation de fabriquer un médicament générique, le laboratoire doit démontrer qu'après sa prise, les quantités de la molécule active retrouvées dans le sang et l'organisme sont identiques à celles retrouvées après l'absorption du médicament original, avec une marge autorisée de plus ou moins 7 à 8 % ; c'est ce qu'on appelle la biodisponibilité. Il peut exister une différence de quantité de molécule active contenue dans le médicament générique et celui de marque. C'est pourquoi de nombreux spécialistes, comme les cardiologues et les infectiologues, sont réticents envers les génériques.

De même, dans les traitements qui exigent des dosages de grande précision (diabète, hypothyroïdie, hypertension artérielle ou épilepsie), il est difficile d'équilibrer les paramètres biologiques avec les génériques dont la quantité de molécule active est variable en fonction des laboratoires qui les fabriquent. Certains scientifiques émettent l'hypothèse que la différence d'efficacité entre le générique et le médicament princeps ne viendrait pas du principe actif mais des excipients qui n'auraient pas le même degré d'absorption au niveau de la muqueuse intestinale.

Par ailleurs, nous avons vu que les médicaments génériques présentent parfois des formes, des couleurs et des goûts différents des médicaments de marque. Ainsi, les troubles que peuvent rencontrer certaines personnes habituées depuis des années à leur médicament ne sont pas étonnants. Il s'agit souvent de confusions, de mauvais suivis et même d'un arrêt total de la prise des génériques. La confusion est encore plus grande quand le pharmacien change de médicament générique au gré de ses arrivages, de ses préférences ou de ses intérêts financiers. Tout cela est donc préjudiciable au patient et le met en danger.

Alors, les médicaments génériques sont-ils plus dangereux que les princeps, simplement moins efficaces ou parfaitement équivalents ? C'est l'une des questions que l'on se pose tous. Pour le ministère de la Santé, il n'y a pas de place pour le doute : les génériques et les médicaments princeps sont identiques. Précisons néanmoins que la Sécurité sociale y trouve son compte puisqu'elle a réalisé grâce à eux une économie de 8 milliards d'euros en dix ans. Aujourd'hui, compte tenu de son déficit grandissant, la raison économique seule justifie malheureusement le remplacement systématique d'un médicament. Pourtant, un nombre non négligeable de patients trouve les médicaments génériques moins efficaces, plus difficiles à prendre et causant davantage d'effets secondaires. Le changement des excipients est susceptible de causer des effets secondaires de type allergique, qui n'existent pas avec le médicament de marque (allergies au gluten, irritations oculaires ou manifestations cutanées). Ce risque d'allergie est reconnu par les laboratoires qui produisent les génériques. Pour preuve, le plus important fabricant de médicaments génériques, le laboratoire Mylan, précise dans une de ses campagnes publicitaires qu'il « s'engage à choisir les excipients qui limitent les intolérances ». Pourtant, l'Agence du médicament, statistiques en main, affirme qu'il n'existe pas davantage d'effets secondaires avec les médicaments génériques qu'avec ceux de marque. L'explication est simple : il est très difficile, voire impossible, de faire une déclaration d'effets indésirables auprès de l'Agence du médicament, car le médecin ne connaît pas forcément le nom du générique que le pharmacien a vendu à son patient. Et les patients ne conservent pas les boîtes. Des médecins généralistes, mais aussi des neurologues, des diabétologues, des endocrinologues, des spécialistes, des professeurs ou des chefs de service s'interrogent sur le « tout générique » du gouvernement. D'un mois à l'autre, d'une pharmacie à l'autre, les médicaments génériques diffèrent et ce sont des dizaines de milliers de patients, consommateurs « aveugles », qui sont concernés.

Le pharmacien est la clé de voûte du système des médicaments génériques. Et là encore, plusieurs dérives sont à déplorer. En effet, ce n'est pas le médecin généraliste qui prescrit les génériques, comme il est d'usage dans d'autres pays européens, notamment l'Allemagne, mais c'est le pharmacien qui l'impose. Le médecin oublie souvent, sciemment ou par mégarde, d'inscrire sur l'ordonnance la mention manuscrite « non substituable » devant le nom du médicament de marque. Le patient se voit alors remettre de la part du pharmacien un générique. Parfois, le pharmacien s'affranchit même de la mention « non substituable » en prétextant que le médicament princeps est en rupture de stock. En toute logique, il va choisir le générique qui lui rapporte le plus, en fonction des accords passés avec les principaux laboratoires fabriquant des génériques (Mylan, Teva, Biogaran...). Les marges des pharmaciens sont plus importantes quand ils vendent des génériques. Ce système commence toutefois à changer, car leurs honoraires seront bientôt calculés par boîte vendue et non plus en fonction du prix. Pour tenter d'imposer leurs produits, les laboratoires « génériqueurs » font même bénéficier les pharmacies de boîtes gratuites ou de ristournes financières en fin d'année.

La Sécurité sociale et les autorités sanitaires ne font pas preuve d'une transparence totale dans le domaine des médicaments génériques. Certes, la lutte contre le déficit chronique de la Sécurité sociale est essentiel, bien que d'autres pistes, plus lucratives que la prescription de médicaments génériques, puissent être exploitées (fraude aux arrêts de travail et aux allocations familiales par exemple). Le développement des génériques permettra certainement de réaliser des économies substantielles d'ici quelques années, mais cela ne suffira pas à combler le « trou » de la Sécurité sociale. Mais parfois, dans certaines situations, il est impossible de privilégier les génériques. Par exemple, si le médecin prescrit du Doliprane®, le pharmacien ne peut pas délivrer du paracétamol à la place, dans la mesure où celui-ci ne fait toujours pas partie du répertoire des génériques. Cela est d'autant plus regrettable que le Doliprane® est le quatrième médicament le plus remboursé en France et représente une dépense annuelle de plus de 300 millions d'euros pour la Sécurité sociale.

Quant aux laboratoires pharmaceutiques, leur attitude est pour le moins critiquable. Par exemple, le nom de Biogaran, célèbre laboratoire producteur de médicaments génériques, a une notoriété croissante parmi la population. De même, Servier est un laboratoire connu, notamment en raison du scandale du Mediator®. Pourquoi citer ici ces deux laboratoires ? Tout simplement parce que Biogaran appartient à Servier ! Monsieur Jacques Servier a eu l'idée d'anticiper l'arrivée des génériques. Ou disons plutôt qu'il a été bien informé au niveau ministériel. En effet, monsieur Servier a créé Biogaran, filiale de Servier, en 1996, l'année même où le générique a reçu sa définition légale en France. Ainsi, Biogaran serait en mesure de prendre de vitesse les autres laboratoires et d'inonder le marché de génériques dès que les médicaments princeps ne seraient plus protégés par leurs brevets. Biogaran commercialise plus de 700 médicaments génériques et vend plus de 20 millions de boîtes de génériques par mois. Le slogan de Biogaran est : « Votre santé nous est précieuse. » On peut se permettre d'en douter quand on connaît le nombre de victimes et de décès induits par le Mediator®, autre médicament du laboratoire Servier.

Certains laboratoires contestent de manière officielle les génériques pour favoriser la vente de leurs propres spécialités. Ainsi, l'Autorité de la concurrence a récolté un montant cumulé de 55,9 millions d'euros grâce aux amendes infligées aux laboratoires Sanofi et Schering-Plough pour « dénigrement des génériques ». Il aurait pourtant fallu avant tout sensibiliser les patients quant à l'intérêt d'utiliser les génériques, sans les imposer comme une sorte de sanction. C'est aux médecins de prescrire les génériques et non aux pharmaciens de les ordonner, mais il faut reconnaître que la loi les y contraint. Le choix final devrait revenir au patient : soit celui-ci accepte de payer son ordonnance et exige des médicaments de marque, soit il souhaite bénéficier du tiers-payant et il accepte les génériques. Malheureusement, prenons garde, car les dernières nouvelles ne sont pas rassurantes. 25 médicaments génériques, comme le célèbre Ibuprofène, viennent d'être retirés du marché en France, mais aussi en Allemagne, en Belgique et au Luxembourg. Ils ne sont, soi-disant, pas dangereux, mais les essais cliniques obligatoires ont été réalisés en Inde et les laboratoires indiens ont modifié certaines données, en particulier au niveau des électrocardiogrammes. Voilà un nouvel élément qui renforce la suspicion à l'encontre des médicaments génériques.

Soyons des lanceurs d'alerte !

Erin Brockovich, Edward Snowden, Hervé Falciani… Autant de noms célèbres à l'origine de la divulgation de scandales retentissants. Tous sont des « lanceurs d'alerte ». L'expression a été employée pour la première fois en 1996 par deux sociologues, Didier Torny et Francis Chateauraynaud. Ils la définissent ainsi : « une personne ou un groupe qui estime avoir découvert des éléments qu'il considère menaçants pour l'homme, la société, l'économie ou l'environnement et qui, de manière désintéressée, décide de les porter à la connaissance d'instances officielles, d'associations ou de médias, parfois contre l'avis de sa hiérarchie ». Ils se sont basés sur trois exemples de risques (la vache folle, le nucléaire et l'amiante) pour expliquer cette nouvelle notion, qui a été ensuite vulgarisée par André Cicolella, chercheur en santé environnementale à l'Institut national de l'environnement industriel et des risques. Ce dernier avait été licencié pour avoir rédigé une publication sur les risques de l'éther de glycol. À la différence du délateur, dont le but est de nuire, le lanceur d'alerte est de bonne foi et animé de bonnes intentions. Il souhaite divulguer un état de fait dont il a connaissance et qu'il estime potentiellement dommageable pour la société. Depuis les années 1990, plusieurs personnes ont lancé des alertes et se sont exposées à des poursuites émanant de leurs employeurs ou d'autres acteurs. Devant cette menace latente, des mouvements associatifs ou politiques ont demandé la protection des lanceurs d'alerte sur le plan législatif. En 2007, le Grenelle de l'environnement a proposé une protection juridique des lanceurs d'alerte. Le 4 avril 2013, l'Assemblée nationale a adopté une loi les protégeant dans le domaine des risques sanitaires et environnementaux. La nouvelle définition adoptée par les députés indique que « toute personne physique ou morale a le droit de rendre publique ou de diffuser, de bonne foi, une information concernant un fait, une donnée ou une action, dès lors que la méconnaissance de ce fait, de cette donnée ou de cette action lui paraît faire peser un risque grave sur la santé ou sur l'environnement ».

Dans le domaine de la santé, il est difficile de reprocher au patient d'avoir failli à son devoir de lanceur d'alerte. Dans la plupart des cas, ce sont les médecins généralistes ou spécialistes, les chirurgiens, les directeurs d'hôpitaux ou de cliniques qui portent une lourde responsabilité. Mais soyez néanmoins dans la mesure du possible des acteurs vigilants de votre santé. N'hésitez pas, dès qu'un fait anormal se produit, à questionner votre médecin traitant, votre spécialiste, ou à faire vous-même une déclaration de pharmacovigilance auprès de l'Agence du médicament. Actuellement, le nombre de signalements d'effets indésirables de médicaments par les usagers est très faible, de l'ordre de 1 500 par an. N'hésitez pas à vous regrouper en association de victimes pour être plus puissant, et comme nous l'avons vu, vous pouvez désormais engager une action de groupe.

CHAPITRE 2

Les scandales médicaux

La deuxième moitié du XXe siècle a connu son lot de scandales de santé publique. Souvenons-nous du Distilbène® (prescrit dans les années 1970 aux femmes enceintes pour éviter les fausses couches et, par la suite, responsable de nombreuses pathologies chez les enfants et petits-enfants de ces consommatrices), du talc Morhange® (dont des flacons frelatés ont empoisonné des centaines de nourrissons en 1972, tuant une quarantaine de bébés), de l'amiante, de l'hormone de croissance ou encore du sang contaminé... Pour y remédier, les gouvernants successifs ont mis en place des structures chargées d'assurer notre sécurité et notre santé. Toutefois, force est de constater que la multiplication de ces organes de contrôle n'a pas permis d'éviter la survenue ou la révélation d'autres scandales qui sont autant de bombes à retardement. Ainsi, la dernière décennie a vu éclater de nombreux problèmes de santé qui nous prouvent une fois encore que notre médecine peut se retourner contre nous : les prothèses mammaires P.I.P., le Mediator®, la pilule Diane 35® ou les pilules de troisième et quatrième génération.

L'affaire du Mediator® : un tsunami

Un laboratoire accusé de mensonges

L'affaire du Mediator® constitue un scandale sanitaire d'une ampleur inégalée en France en ce qui concerne un médicament. Pendant plusieurs dizaines d'années, des patients aux médecins en passant par les organismes de contrôle, tous ont été bercés par l'illusion. Deux médicaments sont incriminés dans ce scandale : l'Isoméride® et le Mediator®.

L'Isoméride® a été mis sur le marché en France par le laboratoire Servier le 15 novembre 1985. Ce coupe-faim, dont le produit actif est la fenfluramine, a vite connu un grand succès, non seulement chez les vrais obèses, mais aussi chez de très nombreuses personnes voulant perdre quelques kilos superflus, et on estime que 7 à 10 millions de Français en ont absorbé entre 1985 et 1997. Surnommé le « coupe-faim intelligent », il était censé réduire la consommation des glucides et réguler le poids des personnes obèses. Toutefois, un lien est établi dès 1995 entre la prise d'Isoméride® et l'apparition d'hypertension artérielle pulmonaire. En juillet 1997, on s'aperçoit que l'Isoméride® est aussi la cause d'anomalies des valves cardiaques. Aussi est-il retiré de la vente en France le 15 septembre 1997. Pourtant, bien avant ces dates, de nombreux organismes, comme le Centre de pharmacovigilance de Besançon, l'Agence française du médicament ou encore la Mayo Clinic aux États-Unis, avaient mis en garde sur les complications liées à l'Isoméride®. Car le danger était réel et la médecine a fermé les yeux : le médicament multipliait par trois le risque d'apparition d'hypertension artérielle pulmonaire au bout de trois mois d'utilisation, et par vingt-trois après un usage de douze mois ! Depuis, le laboratoire Servier a été condamné à indemniser des victimes présentant des complications liées à la prise d'Isoméride®.

Mais le médicament qui a le plus marqué l'opinion publique est le Mediator®. Mis sur le marché dès 1976 par le même laboratoire, il était prescrit comme adjuvant d'un régime adapté aux hypertriglycéridémies ou au diabète asymptomatique avec surcharge pondérale. Dans la mesure où il faisait perdre du poids et maigrir, bon nombre de médecins l'ont alors prescrit en le détournant de son indication première. Et, bien sûr, tout en permettant son remboursement par la Sécurité sociale...

Amélie, qui a pris du Mediator® pour maigrir à l'âge de 26 ans, nous raconte comment son médecin traitant lui a prescrit le « coupe-faim miracle ».

> Nous sommes au mois d'avril 1987. J'ai rendez-vous chez un nouveau médecin généraliste car, ayant pris quelques kilos pendant l'hiver, je souhaite lui demander conseil pour maigrir avant l'été. Mon ancien médecin traitant ne se sentait pas suffisamment expert en la matière...
>
> J'ai déjà essayé sans succès de nombreux régimes et la perte de 5 kilos me suffirait. Le nouveau médecin me reçoit et m'annonce : « J'ai ce qu'il vous faut pour maigrir presque sans efforts. Je vais vous prescrire du Mediator®, il fait des merveilles. » Il m'explique alors que ce médicament a été mis sur le marché pour le traitement des patients diabétiques, mais que le visiteur médical du laboratoire Servier, qui fabrique le Mediator®, lui aurait confié qu'il pouvait être utilisé comme coupe-faim et faisait perdre du poids sans trop de contraintes alimentaires.

Le pharmacien chez qui je me rends ensuite me donne trois boîtes de Mediator® en me disant : « Vous verrez, vous allez maigrir en mangeant ce que vous voulez ! » C'est donc heureuse que je quitte la pharmacie et me précipite chez moi pour avaler le fameux cachet blanc qui va me faire maigrir si facilement. Je vais le prendre 3 fois par jour pendant 3 mois et, effectivement, tout en mangeant en quantité raisonnable, je perds mes 5 kilos superflus. Voilà un médicament magique qui fait maigrir dans la joie et la bonne humeur !

Je ne savais pas encore que j'allais vivre une véritable descente aux enfers dans les années qui suivraient.

Le Mediator®, médicament à base de chlorhydrate de benfluorex, a été interdit en France le 30 novembre 2009 par l'A.F.S.S.A.P.S. Plus de 5 millions de patients en avaient pris depuis 1976 et, quand il a été retiré du marché, 300 000 personnes étaient toujours sous traitement. Par ailleurs, plus de 2,9 millions d'utilisateurs ont été traités pendant trois mois ou plus, durée à partir de laquelle le risque de développer une valvulopathie du cœur augmente.

Pour notre jeune victime, Amélie, c'est au bout de trois ans de traitement que le diagnostic de valvulopathie sera posé, impliquant une intervention chirurgicale lourde de conséquences.

Enchantée par l'effet du Mediator®, je demande à mon nouveau médecin traitant de me le prescrire tout au long de l'année. Mais après trois ans de prise, je commence à ressentir des difficultés au cours de mon jogging dominical, pour monter les escaliers ou même faire les courses au supermarché. J'attribue cette fatigue passagère au stress que je rencontre dans mon nouveau métier. Cependant, mon état de santé continue à se dégrader. Je suis constamment essoufflée, avec l'impression que le volume de mes poumons a été réduit et que mon cœur bat plus vite. Mon médecin ne s'inquiète pas, mais je sais que quelque chose ne va plus. Je n'ai que 29 ans et je me traîne comme une petite vieille. Je dors toute la journée du dimanche, au grand désespoir de mon entourage, et je deviens moins performante sur le plan professionnel. Je prends donc rendez-vous avec un autre médecin généraliste.

Au cours de la consultation, qui va durer plus d'une heure – au lieu des dix minutes réglementaires avec l'autre médecin –, ce nouveau docteur me pose de nombreuses questions sur mes antécédents, mes traitements en cours et mes préoccupations de santé actuelles. Bien entendu, je lui parle de mon obsession de conserver mon nouveau poids et lui vante les mérites du Mediator®, ce qui lui provoque une moue dubitative. À l'auscultation, il me découvre un souffle au cœur et me prescrit plusieurs examens : analyses sanguines et urinaires, radiographies et, par acquit de conscience malgré mon jeune âge, un bilan cardiaque.

Comment des médecins peuvent-ils prescrire des médicaments, qui plus est détournés de l'usage pour lequel ils ont obtenu leur autorisation, sans questionner leurs patients sur leurs antécédents ? La parole des visiteurs médicaux des laboratoires semble avoir pour certains davantage de valeur que la détresse des malades. Amélie aura perdu un temps précieux en faisant confiance à son généraliste prescripteur de produits miracles et peu soucieux des conséquences.

Ce n'est que trois mois plus tard, soit presque quatre ans après ma première prise de Mediator®, que je me retrouve dans la salle d'attente du cardiologue. Je n'avais que 30 ans et j'étais entourée de personnes âgées. Mon tour vient et me voilà assise devant le cardiologue qui va anéantir le reste de ma vie. Il réalise une échographie cardiaque qui le laisse perplexe et l'incite à refaire l'examen. Sur l'écran de l'échographe, il me montre alors que mes valves cardiaques aortiques et mitrales se ferment mal, provoquant des fuites de sang et obligeant mon cœur à travailler davantage. Il est très étonné par l'état de mes valves compte tenu de mon âge, et évoque diverses maladies de l'enfance qui pourraient avoir entraîné leur dégradation. Mais je n'ai jamais eu de telles affections. Je suis effondrée.

Au fil des années, mon état de santé s'aggrave. Les valves cardiaques deviennent de moins en moins souples, laissant passer de plus en plus de sang lors des contractions de mon cœur. Je suis licenciée et je deviens un véritable poids mort pour toute ma famille. Je dois me résoudre à entrer à l'hôpital pour me faire opérer le 11 juin 2007, soit pratiquement vingt ans après ma première prise de Mediator®. L'opération dure cinq heures et consiste à remplacer la valve aortique dégradée par une valve mécanique. Je dois désormais prendre des anticoagulants et surveiller régulièrement différents paramètres sanguins. Comment peut-on en arriver à ce stade de déchéance physique, simplement pour avoir avalé quelques petits comprimés blancs dont la vertu présumée était de faire maigrir sans efforts ?

L'ingéniosité tient au fait de présenter l'Isoméride® et le Mediator® comme deux médicaments totalement différents et ne contenant pas la même molécule. Or, l'Isoméride® a été retiré du marché en 1997 parce qu'il contenait de la fenfluramine, c'est-à-dire une amphétamine dotée d'un fort pouvoir anorexigène dont on connaît les complications, en particulier l'hypertension artérielle pulmonaire. Le Mediator® contient, certes, une autre molécule, le benfluorex, et le laboratoire Servier a toujours prétendu qu'il n'avait aucun lien avec l'Isoméride®. En réalité, les deux principes actifs, la fenfluramine et le benfluorex, dérivent l'un comme l'autre de la norfenfluramine, molécule dont on connaît la toxicité comme anorexigène. Cela va fonctionner pendant de nombreuses années grâce à un *lobbying* efficace auprès des médecins, en particulier des cardiologues, et auprès des organismes de contrôle et des instances ministérielles à tous les niveaux. Il faudra attendre novembre 2009 – soit plus de dix ans après le retrait de l'Isoméride® – pour que l'A.F.S.S.A.P.S. retire enfin le Mediator® du marché.

Mais que de temps perdu ! Que de souffrances et d'angoisse pour les milliers de victimes dont plusieurs centaines vont décéder ! Les pouvoirs publics prennent la mesure du scandale de manière tardive et tentent de réagir *a posteriori* à une situation qu'il aurait fallu empêcher en amont. Des Comités de suivi des victimes du Mediator®, regroupant les différentes instances (ministère de la Santé, parlementaires, A.F.S.S.A.P.S., Direction générale de la santé, C.N.A.M., pneumologues, dont le docteur Irène Frachon) et des associations de victimes se réunissent au ministère de la Santé. Le ministre de l'époque, Xavier Bertrand, est présent à toutes les réunions. Des associations de victimes comme l'A.V.I.M. (Association des victimes de l'Isoméride® et du Mediator®, réunissant plus de 5 000 victimes) se constituent. Enfin, les médias dévoilent sur la place publique les méfaits du Mediator®. Notre jeune victime, Amélie, apprend en 2009 le scandale du Mediator® par les médias.

Deux ans plus tard, en 2009, différentes études publiées dans la presse commencent à mettre en cause la dangerosité du Mediator®, qui pourrait être à l'origine de complications des valves cardiaques et de la survenue de l'hypertension artérielle pulmonaire. Des pneumologues du centre hospitalier de Brest, et en particulier le docteur Irène Frachon, mettent en cause ce médicament dans l'apparition de ces complications cardiovasculaires. Son livre, intitulé *Le Mediator® : combien de morts ?*, paraît en librairie en 2010 après quelques démêlés judiciaires avec le laboratoire Servier. À la lecture de cet ouvrage passionnant et courageux, je comprends aussitôt que je fais partie de ces milliers et peut-être de ces dizaines de milliers de victimes du Mediator®.

Ensuite, tout va s'enchaîner très vite. Les médias s'emparent de cette affaire et nous entendons des choses difficiles pour nous, victimes, meurtries au plus profond de nous-mêmes. En fait, beaucoup de personnes ou d'organismes de contrôle savaient depuis longtemps que le Mediator® était dangereux, mais tous ont préféré se taire, par lâcheté ou par intérêt.

En avril 2011, le laboratoire Servier propose d'indemniser les victimes par la création d'un fonds d'indemnisation, mais il fixe ses propres conditions, inacceptables, avec une indemnisation partielle des victimes et un renoncement à toute possibilité de réparation civile devant la justice. Face à cette intransigeance, une loi est votée à l'Assemblée nationale le 30 juillet 2011, créant un fonds d'indemnisation des victimes du Mediator® sous l'égide de l'O.N.I.A.M. Un collège d'experts est chargé d'étudier les dossiers des victimes et d'établir la réalité d'un lien entre les pathologies et la prise du

Mediator®. Précisons néanmoins que le laboratoire Servier a tout mis en œuvre pour contester les faits et se soustraire à son obligation d'indemnisation. La grande majorité des victimes semblait vouloir s'orienter vers une action civile devant le tribunal de grande instance, afin d'obtenir une juste indemnisation. De nombreuses victimes ont aussi déposé une plainte pénale devant le pôle de santé publique du tribunal de grande instance de Paris pour tromperie aggravée, blessures et homicides involontaires. Aujourd'hui, l'instruction, menée par trois juges, est terminée et un procès devrait se tenir, bien que le laboratoire Servier use et abuse de tous les recours mis à sa disposition. Les victimes – du moins celles qui ne seront pas décédées de leur maladie induite par le Mediator® – pourront participer à un grand procès au cours duquel le laboratoire Servier, mais aussi d'autres organismes tels que l'A.F.S.S.A.P.S., devront répondre de leurs actes.

L'union des malades et leur solidarité font leur force. C'est pourquoi Amélie, malgré une santé chancelante et peu de moyens financiers à cause de sa longue maladie, a décidé de se battre.

> Grâce à la télévision, je fais la connaissance d'un médecin, le docteur Courtois, qui se bat depuis les années 1990 contre le laboratoire Servier à propos du Mediator® et d'un autre médicament, l'Isoméride®, qui contient la même molécule. Il est président de l'Association des victimes de l'Isoméride® et du Mediator®, qui regroupe plus de 5 000 victimes. Je contacte cette association et j'ai le plaisir de converser directement avec le docteur Courtois, qui m'expose ses différents projets.
>
> L'A.F.S.S.A.P.S. a interdit le Mediator® fin novembre 2009. Pour ma part, par l'intermédiaire des avo-

cats de l'A.V.I.M., j'ai porté plainte contre le laboratoire Servier auprès du pôle de santé publique du tribunal de grande instance de Paris, pour tromperie aggravée, prise illégale d'intérêts et blessures involontaires.

J'ai aussi déposé mon dossier de demande d'indemnisation auprès du fonds d'indemnisation des victimes. Mais que vaut une compensation financière, même conséquente, face à mes souffrances et mes angoisses ? La procédure pénale avance et j'ai été convoquée par un médecin expert cardiologue désigné par le tribunal de grande instance de Paris. L'étude de mon dossier, et en particulier des résultats des examens anatomopathologiques pratiqués sur la valve cardiaque aortique qui a été changée, a permis à l'expert judiciaire de conclure à l'existence d'un lien entre mon affection cardiaque et la prise du Mediator®.

Monsieur Servier, le patron du laboratoire Servier, est désormais mort, mais sa forfaiture reste. Je prie le ciel, chaque jour, afin de survivre jusqu'au jour du procès, car je veux voir dans le box des accusés ceux qui ont gâché ma vie pour leurs seuls intérêts financiers.

Les vœux d'Amélie viennent d'être, en partie, exaucés. En effet, le 22 octobre 2015, soit huit ans après la révélation du scandale du Mediator®, le tribunal de grande instance de Nanterre a reconnu pour la première fois la responsabilité civile du laboratoire Servier. Le tribunal a estimé que le laboratoire a laissé sur le marché un médicament « défectueux » dont il ne pouvait « ignorer les risques ». Pour le tribunal, la seule suspicion des risques (valvulopathies et hypertension artérielle pulmonaire) obligeait le laboratoire Servier à « informer les patients et les professionnels de santé », notamment dans la notice d'utilisation. La justice a aussi reconnu « un lien direct et certain » entre la prise du Mediator® et la survenue de valvulopathies.

En défense, le laboratoire Servier affirme pour sa part que les risques cardiovasculaires liés à la consommation de Mediator® n'ont été identifiés que tardivement, ainsi qu'en attesteraient les décisions des autorités de santé et les publications scientifiques. En effet, le laboratoire avance comme argument que ces autorités ont considéré jusqu'à fin 2009 – c'est-à-dire avant que les données recueillies dans le courant de cette même année ne soient révélées – que les connaissances scientifiques ne permettaient pas d'estimer que le rapport bénéfice-risque était défavorable, et que le faible nombre de cas rapportés ne suffisait pas à la mise en évidence d'un signal significatif justifiant le retrait du médicament, ni même la modification des informations à destination des professionnels de santé ou du public.

Poursuivant son raisonnement, le laboratoire – qui conteste le rapport de l'I.G.A.S. (Inspection générale des affaires sociales) qu'il juge non contradictoire et orienté – indique que, malgré la parenté chimique qui existe entre la dexfenfluramine (Isoméride®) et le benfluorex (Mediator®) du fait de leur métabolite commun (la norfenfluramine) et qui a toujours été une information disponible et connue, il ne peut en être déduit que de mêmes effets doivent en être attendus. De même, le laboratoire argue du fait que l'enquête de pharmacovigilance confiée au Centre régional de pharmacovigilance (C.R.P.V.) de Besançon en 1995, devenue officielle à partir de 1998, n'a pas montré de signal de toxicité cardiovasculaire du Mediator® jusque dans le courant de l'année 2009.

Le laboratoire affirme donc qu'avant 2009, compte tenu du faible nombre de cas rapportés de valvulopathies et d'hypertension artérielle pulmonaire (H.T.A.P.) sous benfluorex ainsi que de la position des autorités de santé et de la communauté scientifique, le Mediator® ne pouvait être considéré comme un produit défectueux. Au pire, ces éléments serviraient à démontrer que le défaut du Mediator®, s'il était rapporté, n'a pu être identifié que postérieurement à sa mise en circulation, ce qui constituerait une cause d'exonération de sa responsabilité.

Malgré cette vive argumentation, le tribunal de grande instance a condamné le laboratoire qui a formé appel de la décision.

Pour le procès pénal, l'échéance est plus lointaine. Le souhait de la Chancellerie serait de le voir se tenir concomitamment à l'inauguration du nouveau Palais de Justice de Paris, soit en 2017. De plus, le laboratoire Servier, qui bénéficie de la présomption d'innocence tant que l'affaire n'est pas jugée, pose en effet toutes les questions prioritaires de constitutionnalité (Q.P.C.) qu'il lui est possible d'opposer. La question prioritaire de constitutionnalité est un droit reconnu à toute personne qui est partie à un procès ou une instance de soutenir qu'une disposition législative porte atteinte aux droits et aux libertés que la Constitution garantit. Nous sommes donc contraints d'attendre l'épuisement de toutes les Q.P.C. Alors viendra le temps du procès pénal pour tromperie aggravée, prise illégale d'intérêts, mais aussi et surtout blessures et homicides involontaires.

Rien n'aurait pu se faire sans le courage et l'opiniâtreté d'une pneumologue du C.H.U. de Brest, Irène Frachon. C'est elle qui a réussi à démontrer le lien de causalité entre la prise du Mediator® et l'apparition des complications à type des valves cardiaques et de l'hypertension artérielle pulmonaire, dans l'indifférence et même l'hostilité de nombreux confrères, en particulier cardiologues. Seule, elle s'est dressée contre les différents organismes, contre certaines sociétés scientifiques et contre toutes les idées reçues pour démontrer la grande dangerosité du Mediator® et les ravages que ce médicament causait. Sans le docteur Irène Frachon, le Mediator® serait encore en vente dans les pharmacies. Elle représente ce que l'on appelle un lanceur d'alerte, comme il en existe depuis longtemps aux États-Unis.

Une tragédie en deux actes pour les victimes[1]

Selon le docteur Irène Frachon, en 2010, la dénonciation sur la place publique de la toxicité redoutable du Mediator®, dissimulée pendant plus de dix ans, et l'annonce de son terrible bilan humain (des centaines, voire, sans doute, des milliers de morts) ont déclenché un séisme dans le monde médical et l'opinion publique, sans épargner la sphère politique. Mais elles ont surtout été un coup de tonnerre pour les nombreux consommateurs du Mediator®, craignant pour leurs vies. Ce fut aussi une révélation insupportable pour ceux qui ont réalisé que le mal dont ils souffraient était la conséquence d'un empoisonnement délibéré. Ceux-là ont endossé malgré eux la triste qualification de victimes du Mediator®.

Lorsqu'on se penche sur les parcours de ces victimes, composés de drames intimes irréversibles se déroulant la plupart du temps sur plusieurs années, on distingue

1. Le docteur Irène Frachon nous a fait la gentillesse et l'honneur d'accepter d'expliquer en quelques pages le scandale du Mediator® tel qu'elle l'a vécu, et de pointer du doigt tous les dysfonctionnements inadmissibles dont a bénéficié, à de nombreux niveaux, le laboratoire Service. Qu'elle en soit chaleureusement remerciée en notre nom et en celui des victimes à qui elle a rendu leur dignité.

au sein de chaque histoire individuelle deux périodes historiques essentielles. La première étape, celle du développement « naturel » d'une pathologie cardiaque grave (appelée valvulopathie, c'est-à-dire une atteinte pathologique des valves du cœur et plus rarement une hypertension artérielle pulmonaire, ou H.T.A.P.), demeure inexpliquée ou rattachée à des causes peu convaincantes. La seconde étape débute en 2010 lorsque l'on révèle que cette pathologie cardiaque est la conséquence d'une intoxication par un médicament. Au choc de cette annonce succède le combat pour la reconnaissance et la réparation des immenses dégâts provoqués par la prise de ce médicament.

Cette seconde phase représente une nouvelle épreuve pour les victimes, confrontées au déni et à la violence procédurière sans relâche du laboratoire démasqué, soutenu envers et contre tout par une majorité de la communauté médicale. Tandis que la justice s'enlise, les victimes souffrent et meurent.

Il paraît essentiel de revenir sur ces deux étapes clés de l'affaire du Mediator® : l'histoire de la commercialisation d'un produit hautement dangereux et le récit de sa révélation et du positionnement des principaux acteurs face à cette catastrophe sanitaire.

Premier acte : la commercialisation du Mediator® (1976-2009)

Le Mediator® a été commercialisé par le laboratoire Servier dans plus de cinquante pays dans le monde, et en volume important en France. Ce médicament a été présenté et autorisé sur le marché pour le traitement d'une anomalie du bilan sanguin appelée « hypertriglycéridémie » (correspondant à un « excès de gras » dans le sang), ainsi que comme adjuvant au traitement du diabète chez des personnes en surpoids. Il a été remboursé au taux maximal par la Sécurité sociale jusqu'à son retrait du marché, et a probablement rapporté près d'un milliard d'euros au laboratoire.

La molécule active du Mediator®, le benfluorex, appartient à une famille de molécules dérivées de l'amphétamine, fabriquées et brevetées par Servier, les fenfluramines. Le principal effet des fenfluramines, sur l'animal comme sur l'homme, est un effet coupe-faim, dit « anorexigène ». Deux fenfluramines sont officiellement commercialisées comme coupe-faim à partir de 1963 : la dl-fenfluramine (sous les noms commerciaux de Pondimin® et Ponderal®) et la dexfenfluramine (Isoméride® en France à partir de 1985 et Redux® aux États-Unis à partir de 1996). Ces produits bénéficient d'une promotion commerciale très offensive. Servier présente immédiatement le benfluorex comme une molécule différente des autres fenfluramines, et sans lien avec l'amphétamine. Il lui attribue des propriétés distinctes, niant l'effet coupe-faim et prétendant une action « métabolique » favorable pour le diabète et l'excès de gras, ce qui n'a jamais été démontré ! En réalité, une fois ingérées, toutes ces molécules se transforment dans l'organisme en une seule molécule active détentrice de l'effet coupe-faim, la norfenfluramine.

En pratique, le premier effet toxique grave suspecté avec les fenfluramines, dont le benfluorex, concerne une maladie rare des vaisseaux du poumon, appelée hypertension artérielle pulmonaire (H.T.A.P.), mortelle sans traitement. Cette alerte a été précédée par une épidémie d'H.T.A.P. décrite dans les années 1970 en Suisse avec un autre dérivé de l'amphétamine, l'aminorex (dont le nom commercial est le Menocil®), aussitôt retiré du marché. À partir des années 1980, faisant le rapprochement avec l'épidémie suisse, des médecins avertissent sur des observations d'H.T.A.P. survenant après exposition à une fenfluramine. Ces alertes sont d'emblée contestées par Servier, mais conduisent une équipe française de l'hôpital Antoine-Béclère de Clamart à étudier la question. Ils remarquent alors que près d'un quart des patients suivis pour une H.T.A.P. ont été exposés antérieurement à ces produits, ce qui ne peut, bien sûr, être le fait du hasard. Ils confirment donc l'alerte en 1993. Pourtant, il faut attendre les résultats d'une étude épidémiologique internationale, publiée en 1996, qui attestent un très important excès de risque d'H.T.A.P. pour que les autorités de santé françaises prennent les premières précautions, sans interdire toutefois l'usage de ces produits. Usant d'une stratégie d'influence efficace, Servier parvient tout de même à commercialiser une fenfluramine aux États-Unis en 1996, sous le nom de Redux®, *via* la firme américaine Wyeth.

Le deuxième effet toxique grave des fenfluramines, suspecté depuis 1992 par des médecins belges, est également observé par les Américains et publié en 1997. Il s'agit du développement d'anomalies des valves cardiaques atteintes par une fibrose pathologique. Ces valvulopathies consistent en la perte de l'étanchéité naturelle de ces valves qui se mettent à fuir en entraînant une insuffisance cardiaque progressive pouvant être mortelle. Pour les patients, la maladie se manifeste par l'apparition d'un essoufflement tenace et croissant, survenant essentiellement à l'effort, souvent accompagné de palpitations et de douleurs thoraciques, avec parfois des épisodes d'asphyxie aiguë. Dans certains cas, une opération chirurgicale à cœur ouvert pour remplacer les valves cardiaques par des prothèses s'avère indispensable, malgré les risques vitaux de cette chirurgie et les contraintes ultérieures de traitement et de surveillance.

Après la confirmation de ce grave effet toxique, suite à des études épidémiologiques menées après le retrait mondial des fenfluramines (à l'exception du benfluorex), les chercheurs américains identifient que le métabolite principal des fenfluramines, la norfenfluramine, est responsable des valvulopathies par une action directe sur des récepteurs présents à la surface des valves du cœur. Des *class actions*, ou actions collectives en justice, se déclenchent alors aux États-Unis, permettant à quelques dizaines de milliers de victimes de ces produits de percevoir des indemnisations financières importantes.

En France, où la commercialisation du benfluorex (Mediator®) se poursuit, deux notifications sont transmises à l'A.F.S.S.A.P.S. et à Servier en 1999. L'une concerne un cas d'H.T.A.P. très grave (malgré une greffe pulmonaire de sauvetage, la patiente décédera en décembre 2014) survenu après exposition au Mediator®, et l'autre un cas de valvulopathie émergente sous Mediator®. En Suisse, les questionnements sur la sécurité d'emploi du benfluorex entraînent son retrait du marché dès 1998, suivi par l'Espagne puis l'Italie suite à un cas de valvulopathie grave survenue sous benfluorex et publié par une équipe espagnole en 2003.

Ces événements vont déclencher deux types de réponse de la part des responsables français : Servier fait disparaître d'abord toute mention de la présence de norfenfluramine dans les documents pouvant être consultés par les médecins, et cherche à dissuader les acteurs susceptibles de traiter ou d'effectuer des déclarations de pharmacovigilance. L'A.F.S.S.A.P.S. met en place une enquête de pharmacovigilance sur le Mediator® à propos du risque d'H.T.A.P., mais sans mention du risque de valvulopathie ! Pire encore, aucun médecin prescripteur, aucun cardiologue, aucun consommateur de Mediator® n'est averti de la mise en place de cette enquête !

Il est utile, pour mesurer le poids d'une telle désinformation (Servier) ou non-information (A.F.S.S.A.P.S.), de lire le commentaire d'un chirurgien cardiaque en 2007, à propos d'une valvulopathie « inexpliquée », dont l'origine médicamenteuse chez sa patiente ne faisait pourtant pas de doute : « Il y a la notion d'un traitement récent par anorexigène, mais il ne s'agit pas de la famille de la fenfluramine dont la commercialisation a été arrêtée en 1997. » Grande erreur ! Il s'agit bien du Mediator® ! Mais Servier trouve la parade et affirme que ce dernier « se distingue radicalement des fenfluramines, tant en termes de structure chimique et de voies métaboliques que de profil d'efficacité et de tolérance ». Le dossier est donc classé inexpliqué et ne sera pas notifié en pharmacovigilance.

Malgré cette absence quasi complète d'informations pertinentes sur les risques du benfluorex, quelques cas d'H.T.A.P. et de valvulopathies sont notifiés à partir de 1999, dont un en 2006, toujours sans aucune prise de décision de la part de nos autorités. Or, le chiffre de ventes du Mediator® a explosé après le retrait des fenfluramines coupe-faim (notamment l'Isoméride®) en 1997, alors même qu'il est présenté comme sans lien avec ces produits. Aujourd'hui, on sait de façon formelle que le Mediator® a été détourné de son indication d'adjuvant antidiabétique pour être prescrit hors autorisation de mise sur le marché (A.M.M.) et consommé massivement pour ses effets coupe-faim, dans un contexte de pesants non-dits.

À partir de 2007, le cas d'une patiente souffrant d'H.T.A.P. et exposée de longues années au Mediator® alerte le docteur Irène Frachon. En effet, une information assez floue, émanant de la revue indépendante *Prescrire*, laisse entendre que le Mediator® est proche de l'Isoméride®. Interrogé à ce sujet, Servier reste fidèle à sa ligne de conduite et dément cette proximité chimique. Mais de fil en aiguille, après avoir identifié un certain nombre de patients victimes de cette intoxication, les cardiologues de l'hôpital de Brest découvrent que dans près de deux tiers des cas inexpliqués de valvulopathies, une exposition au Mediator® avait précédé les premiers troubles cardiaques. Cette démonstration scientifique – dont la qualité a fait l'objet de vives critiques de la part de l'A.F.S.S.A.P.S. – est nécessaire pour interdire le Mediator®, interdiction décidée malgré tout par l'Agence en novembre 2009. Ces accusations de « mauvaise science », dévoyées et colportées dans les milieux « autorisés » (« experts » divers, épidémiologistes, cardiologues...) avec la complicité active du réseau d'influence de Servier, ont eu pour effet de nuire aux procédures ultérieures d'expertise des cas individuels de patients atteints, en minimisant la portée de ces nouvelles connaissances et en alimentant la stratégie de déni appliquée par Servier et ses avocats. Pourtant, une étude à grande échelle de la Caisse nationale d'assurance maladie (C.N.A.M.) réalisée par le docteur Alain Weill, alerté par l'équipe brestoise, a confirmé ce lien, de même que toutes les études ultérieures réalisées depuis. En réalité, ces équipes ne faisaient que vérifier avec le benfluorex ce qui avait été démontré dix ans auparavant avec les autres fenfluramines : toutes ces molécules se transforment bien dans l'organisme en une molécule active semblable et toxique pour le cœur, la norfenfluramine.

Comment expliquer qu'il ait fallu attendre plus de dix ans pour obtenir un retrait qui s'imposait à l'évidence dès 1997 par analogie avec les autres fenfluramines ? C'est une question qui sera au cœur d'un futur procès pénal mettant en accusation les dirigeants de Servier, mais aussi l'A.F.S.S.A.P.S. ainsi que des professeurs de médecine ou de pharmacie ayant conseillé le laboratoire alors qu'ils étaient partie prenante sur des décisions de santé publique dans le domaine du médicament. Les chefs d'inculpation vont de tromperie aggravée, escroquerie, blessures et homicides involontaires ou négligence, jusqu'à des qualificatifs de trafic d'influence, prise illégale d'intérêts et même corruption.

Le dossier d'instruction est aujourd'hui clos. Ce sera ensuite au tribunal de déterminer s'il y a eu dissimulation constante et délibérée de la part de Servier sur la nature du benfluorex, et par là même sur ses dangers, aux médecins qui auraient pu en constater les effets, ce que les différents acteurs mis en cause contestent. Le dossier d'instruction pointe aussi un nombre important de « doubles casquettes » au sein des experts influents dans le monde de la santé, laissant suspecter que ces derniers ont volontairement occulté des alertes sur le Mediator® afin de ne pas contrarier les intérêts d'une firme puissante et reconnaissante à bien des égards envers ses « bons serviteurs ».

Comment se fait-il toutefois que les cardiologues, même s'ils ignoraient le risque cardiovasculaire du Mediator® et sa parenté avec l'Isoméride®, n'aient pu découvrir la cause de ces valvulopathies, si nombreuses durant trente-trois ans, alors qu'il aurait suffi d'interroger avec soin les patients pour découvrir l'élément commun : le Mediator® ? La réponse est simple : lorsque les fenfluramines ont été mises sur le marché à partir des années 1960, les services de cardiologie et de chirurgie cardiaque français étaient saturés de patients souffrant des conséquences cardiaques, et notamment valvulaires, d'une maladie de l'enfance, le rhumatisme articulaire aigu (R.A.A.), contracté à partir d'une angine ou d'une scarlatine non traitée par antibiotiques. Les valvulopathies dites post-rhumatismales étaient donc légion. Or, les lésions valvulaires générées par l'exposition aux fenfluramines miment par certains aspects les lésions post-rhumatismales. La prescription massive après-guerre d'antibiotiques pour traiter les angines a eu raison du R.A.A., disparu après 1960. Les conséquences cardiaques à long terme ont commencé à décliner, remplacées insensiblement par des valvulopathies médicamenteuses. Les cardiologues n'y ont vu que du feu pendant des années, assimilant de façon un peu dogmatique l'étiologie de ces valvulopathies à un « équivalent » de R.A.A. en l'absence de tout R.A.A. identifié… et pour cause ! Cette confusion historique, dont on retrouve aisément la trace aussi bien dans les manuels de cardiologie que dans les dossiers de patients souffrant d'authentiques valvulopathies causées par le Mediator® (ou l'Isoméride®) et qualifiées de façon abusive dans l'ensemble des documents médicaux de « rhumatismales », a pesé lourd dans la méconnaissance du risque médicamenteux.

Deuxième acte : l'après-Mediator®

Lorsque le Mediator® a été retiré du marché fin novembre 2009, l'A.F.S.S.A.P.S. aurait pu se saisir de la question de façon responsable, mettre en avant l'incroyable désinformation et aviser personnellement chaque consommateur du Mediator® du risque cardiaque démontré, afin d'inciter à un dépistage et une prise en charge adaptée de conséquences cardiaques jusque-là ignorées ou mal qualifiées. Il n'en a rien été. L'A.F.S.S.A.P.S. s'est contentée de poster sur son site un introuvable lien vers un « Questions/Réponses » indigent et sonnant davantage comme une autojustification qu'une véritable aide dédiée à l'intérêt du patient. Elle a laissé à Servier le soin d'« informer » les médecins ! Cet exposé partial des faits ayant conduit au retrait du Mediator® est depuis produit dans les opérations d'expertise opposant les victimes à Servier et sert de toute évidence les intérêts de ce dernier. Pourquoi Servier s'avouerait-il responsable lorsque l'autorité de santé se disculpe elle-même en fournissant un argumentaire irrecevable, mais portant le sceau d'une validation officielle ?

De même, on aurait pu penser que ces révélations, amplifiées par la fermeté du ministre de la Santé Xavier Bertrand, puis renforcées par un implacable rapport de l'Inspection générale des affaires sociales (I.G.A.S.), auraient permis un traitement rapide, humain et solidaire de la détresse des victimes. C'était sans compter sur l'impitoyable culture de déni caractérisant le fonctionnement de Servier, et hélas aussi sur la crispation majeure de trop de professionnels de santé directement concernés par ce drame. Beaucoup resteront arc-boutés sur la conviction d'observer encore les conséquences cardiaques du R.A.A., pourtant éradiqué depuis plus de cinquante ans. Et puis, pourquoi contrer un partenaire commercial comme Servier, devenu l'incontournable dispensateur des deniers nécessaires à l'organisation de multiples congrès médicaux ainsi qu'aux activités débordantes des sociétés savantes et de leurs adhérents aux carrières bien soignées ? Vers qui se tourner, sur qui compter ?

Trois voies de recours s'offrent à toutes les victimes du Mediator®, même celles qui au final s'avéreront ne souffrir ni de valvulopathie ni d'H.T.A.P. imputable au Mediator®, mais dont l'inquiétude n'en sera pas moins grande dans l'effroi collectif né de cette affaire. Tout d'abord la plainte pénale, initiée par certaines victimes, conduira à l'ouverture d'une enquête préliminaire suivie d'une longue instruction judiciaire au pôle santé de Paris, après l'échec d'une tentative de « guerre éclair » par citation directe devant le tribunal de grande instance de Nanterre. En mai 2015, et bien que l'instruction soit close depuis plus d'un an et riche de documents et expertises, le déluge de recours et de contestations produits par le laboratoire enterre la perspective d'un procès pénal tenu dans un délai décent (que l'on peut tenter de définir arbitrairement à moins de cinq ans après le dévoilement du délit). Tout juste faut-il espérer que cet indispensable procès se tiendra un jour, afin de permettre aux survivants du Mediator® de se réconcilier un peu avec la société dans laquelle ils vivent.

Ensuite, au niveau indemnitaire, existe la voie de recours civile par saisie d'un tribunal de grande instance (celui de Nanterre la plupart du temps), assisté d'un avocat, afin d'entamer un long, coûteux et incertain processus de reconnaissance et d'indemnisation. Ce processus comprend notamment, comme au pénal, une étape d'expertise contradictoire avec argumentaires écrits et réunions associant le plaignant, Servier, conseils et avocats, ainsi que l'expert désigné par le juge.

Néanmoins, en parallèle, les victimes ont désormais la possibilité de saisir le juge des référés en vue d'obtenir la reconnaissance d'un préjudice d'anxiété. Initialement reconnu pour les victimes de l'amiante, ce préjudice a été admis pour le Mediator® : le 28 janvier 2016, le tribunal de grande instance de Nanterre a accordé à douze plaignants le bénéfice de ce préjudice et alloué la somme de 1 500 euros au motif qu'ils devaient subir « un suivi médical contraignant dans les deux années suivant l'arrêt de la prescription ou de sa commercialisation, et au-delà, au regard du risque qui ne peut être actuellement exclu de développer une hypertension artérielle pulmonaire ». Le laboratoire Servier s'était opposé pour sa part à cette reconnaissance.

Enfin, après avoir acquis la conviction que les revendications légitimes des victimes face au laboratoire Servier se mueraient en un combat sans merci et inégal du pot de terre contre le pot de fer, Xavier Bertrand, en étroite concertation avec le député P.S. Gérard Bapt, a fait voter à l'unanimité le 30 juillet 2011 à l'Assemblée nationale une loi d'indemnisation consacrant le principe d'une procédure amiable ouverte gratuitement aux victimes du Mediator® sous l'égide de l'O.N.I.A.M., créé par la loi Kouchner de 2002. Cette procédure, déterminée par la loi, comprend la mise en place d'un collège d'experts désignés par plusieurs parties : ministère de la Santé, O.N.I.A.M., Ordre des médecins, spécialistes de la réparation du dommage corporel, associations de patients et Servier lui-même en tant que premier responsable, censé procéder au règlement des procédures amiables après réception de l'avis du collège.

Du vivant de Jacques Servier, relayé après sa disparition par son successeur Olivier Laureau, la firme n'a cessé de proclamer son engagement à procéder à l'indemnisation de toutes les personnes ayant souffert du Mediator®. La réalité est que le laboratoire, *via* ses cabinets d'avocats, conteste pied à pied l'intégralité des plaintes, faits, documents produits par les victimes, quelle que soit la procédure suivie, n'indemnisant que de mauvaise grâce lorsque l'expertise est formelle, en échange de l'abandon par les victimes traumatisées de toute procédure en cours contre l'entreprise et du silence total sur le montant et la nature des transactions, souvent misérables. Les experts sont volontiers récusés, bousculés, attaqués par Servier jusque devant les tribunaux, au titre de leur prétendue partialité, alors qu'il n'est question que d'un savoir scientifique péniblement acquis face au déni violent du laboratoire et son obstruction constante à l'approfondissement des connaissances sur ces valvulopathies. C'est ainsi que la firme va jusqu'à écrire aux sociétés savantes de cardiologie pour leur reprocher la mise en ligne d'un article pédagogique sur les valvulopathies médicamenteuses !

Alors, qui peut conseiller et accompagner dans ce dédale de démarches, pavé de chausse-trappes, les victimes déboussolées du Mediator®? En l'absence de possibilité d'actions collectives coordonnées ou d'un guichet unique de recours sous l'égide des pouvoirs publics (rôle que pourrait jouer à l'avenir une institution comme l'O.N.I.A.M. sous condition d'une évolution législative sensible), l'offre de recours est de qualité très hétérogène. Elle comprend bien entendu des avocats (souvent engagés, mais eux-mêmes parfois déstabilisés par une telle démonstration de mauvaise foi, inhabituelle y compris dans le monde brut et âpre des prétoires) et des associations de victimes. Parmi ces dernières, l'A.V.I.M. et l'association C.A.D.U.S. Ces associations, souvent nées d'une expérience douloureuse de leur fondateur, permettent, en rassemblant de nombreuses plaintes, d'éviter la dispersion complète des procédures, qui laisserait chaque victime isolée face à des cabinets d'avocats aux moyens illimités. S'agissant d'un dommage collectif, il est très important de disposer d'une vision d'ensemble afin d'évaluer la cohérence des expertises entre elles et d'en détecter les défauts majeurs, car seul l'adversaire y a accès. Mais quelle charge pour ces citoyens engagés et bénévoles, submergés par la quantité de dossiers à accompagner !

Associations de victimes, députés et sénateurs (Gérard Bapt, Xavier Bertrand, François Autain), revue *Prescrire,* épidémiologistes, jusqu'à la ministre de la Santé Marisol Touraine, tous ont pointé en décembre 2012 (un an après la mise en place d'un collège d'experts à l'O.N.I.A.M.) la nécessité de renforcer la compétence de l'expertise. Actuellement, le collège d'experts à l'O.N.I.A.M., renforcé par des cardiologues spécialistes de valvulopathies et de bons échographistes, instruit de façon un peu plus satisfaisante le défi posé par l'indemnisation juste d'un drame de santé publique de grande ampleur. La politique d'éreintement des victimes menée sans relâche par Servier aura malheureusement porté en partie ses fruits, certaines ayant abandonné des démarches éprouvantes sur le plan psychologique et d'autres étant décédées avant d'avoir obtenu la reconnaissance de leur préjudice.

C'est ainsi que, suivant le fil de l'histoire du Mediator® dès son origine en 1976, on découvre une affaire meurtrière, mêlant la dérive sans retour d'un laboratoire pharmaceutique français et, hélas, la complaisance d'une communauté médicale plénipotentiaire, détournée de l'intérêt des malades devenus victimes par le mirage du progrès médical continu, vanté par les commerçants du médicament, et la promesse de prospérité éternelle. Cela ne concerne pas tous les médecins, et certains accompagnent comme ils le doivent leurs patients. Mais si aujourd'hui de nombreux praticiens déplorent avec amertume la rupture de confiance des patients depuis « le scandale médiatique du Mediator® », comment ne peuvent-ils voir que cette fracture s'est élargie face à l'absence de réaction collective du corps médical, que l'on attendait dressé et révolté, en apprenant le décès, par mise en danger délibérée, de centaines de leurs patients ?

Diane 35® ou le drame du détournement d'un médicament

La course à la rentabilité

Toutes les femmes connaissent, plus ou moins, les différents types de contraceptifs oraux mis à leur disposition. La contraception orale, moyen contraceptif hormonal féminin qui permet d'éviter la grossesse, se présente sous la forme de comprimés à prise quotidienne, communément appelés « pilules contraceptives » ou, tout simplement, « la pilule ». Celle-ci occupe une place prépondérante en France, alors que le stérilet est le premier choix contraceptif au niveau mondial et notamment en Chine. C'est à l'endocrinologue Gregory Pincus que nous devons l'idée de la pilule contraceptive. Il a émis l'hypothèse que l'arrêt de l'ovulation durant la grossesse était lié à l'action d'une hormone, la progestérone. En mettant au point une hormone synthétique semblable à la progestérone, il devenait donc possible de bloquer la fécondation.

Il existe deux types de pilules contraceptives : la pilule progestative qui ne contient que de la progestérone, et la pilule combinée qui contient deux dérivés de l'œstrogène et de la progestérone. L'œstrogène bloque l'ovulation, c'est-à-dire le largage d'un ovocyte par l'ovaire. La progestérone a un effet contraceptif qui empêche le passage des spermatozoïdes en diminuant l'épaisseur de la paroi de l'utérus, provoquant ainsi un effet abortif, et en bloquant également l'ovulation, mais pas de façon systématique.

Parmi les contraceptifs oraux combinés, on distingue :

- Les contraceptifs oraux dits de « première génération » qui contiennent une forte dose d'œstrogène ;
- Ceux de « deuxième génération » qui contiennent comme progestatif du lévonorgestrel ou du norgestrel ;
- Ceux de « troisième génération » qui contiennent comme progestatif du désogestrel, du gestodène ou du norgestimate ;
- Ceux de « quatrième génération » qui contiennent comme progestatif de la drospirénone.

Les pilules de première et deuxième génération sont anciennes et les laboratoires pharmaceutiques n'en font plus la promotion car leur rentabilité financière est faible. Pour augmenter les ventes des nouvelles pilules de troisième et quatrième génération, plus rentables, l'industrie pharmaceutique a fait croire, par l'intermédiaire de visiteurs médicaux persuasifs, à de nouveaux avantages. En réalité, dans le rapport bénéfices-risques, les risques étaient beaucoup plus importants. Pendant des années, les médecins ont prescrit ces nouvelles pilules sous prétexte qu'elles faisaient prendre moins de poids ou qu'elles n'étaient pas à l'origine de poussées d'acné, de nausées, de jambes lourdes, de douleurs mammaires... Malheureusement, les risques de ces nouvelles pilules sont avérés. Elles ont entraîné chez certaines femmes de graves complications, en particulier l'augmentation du risque de la formation de caillots sanguins, connu sous le nom de « risque thromboembolique », autrement dit la survenue d'une phlébite ou d'une embolie pulmonaire. Un caillot sanguin peut aussi migrer vers le cœur ou le cerveau, provoquant alors un infarctus ou un accident vasculaire cérébral (A.V.C.). Il ne faut donc jamais oublier que la pilule est un médicament à part entière et qu'il comporte en tant que tel des risques.

Une utilisation détournée

Dans le scandale de ces pilules de troisième et quatrième génération, la pilule Diane 35® occupe une place toute particulière. Des plaintes ont été déposées entre les mains du Procureur de la République de Paris. Compte tenu de la spécificité de ces produits, une enquête préliminaire toujours en cours à ce jour a été ouverte au pôle de santé publique de Paris.

Parmi ces plaintes, le produit Diane 35®, mis sur le marché en France en 1988, est concerné. L'indication officielle de Diane 35® est ainsi libellée : « traitement de l'acné chez la femme : l'efficacité est modérée et ne s'observe qu'après plusieurs mois de traitement ». Le fabricant, le laboratoire Bayer, avait obtenu en France l'autorisation de mise sur le marché pour cette seule indication dermatologique. Mais en pratique, on a surtout tendance à la prescrire comme contraceptif, notamment aux adolescentes présentant quelques problèmes d'acné. Il s'agit du « petit plus » de ce produit de santé, véritable produit « deux en un ».

Il était donc facile de vanter les propriétés de ce produit miracle. Une victime, Marjorie, se rappelle les circonstances de prescription de sa pilule Diane 35®.

J'ai cherché dans mes souvenirs qui m'avait prescrit Diane 35® pour la première fois. Je me souviens avoir accompagné ma mère chez son gynécologue. C'était en 1999. J'avais à peine 16 ans, je n'étais jamais allée voir un tel spécialiste. Finalement nous n'avons fait que discuter et ma mère est restée tout le temps avec moi. Nous avions confiance en lui. Il savait que ma mère était victime d'atroces migraines qui pouvaient l'obliger à rester couchée trois jours et qu'elle était sous traitement (petit détail qui aura son importance par la suite). Je le revois nous annoncer avec un superbe sourire : « Je vais te prescrire une petite pilule que les jeunes filles adorent, car non seulement elle est contraceptive, mais en plus elle permet de lutter contre l'acné pour avoir une belle peau. » Je venais pour une contraception, je repars avec en bonus une solution pour mon acné, et ce, sans avoir rien demandé. J'ai pris Diane 35® durant 7 ans.

Le résumé des caractéristiques de Diane 35® est ambigu puisqu'il est d'abord indiqué pour le traitement de l'acné, et détaille ensuite le mode d'emploi en cas de recherche d'un effet contraceptif. Mais pour la Sécurité sociale, Diane 35® n'est remboursé que pour le traitement de l'acné.

Quelques études mettent en lumière la dangerosité potentielle de ce produit de santé. À la fin de l'année 1994, l'instance de réglementation pharmaceutique allemande a entrepris une étude sur l'innocuité de Diane 35® après le décès, des suites d'un cancer du foie, d'une femme qui avait utilisé ce produit comme contraceptif durant plusieurs années. Au terme de cette étude, on a restreint l'indication de Diane 35® (d'abord en Allemagne, puis dans d'autres pays d'Europe et en Malaisie) à un usage de deuxième intention pour traiter les cas graves d'acné chez les femmes présentant des symptômes de déséquilibre hormonal. C'est sous cette seule indication que Diane 35® a obtenu son autorisation de mise sur le marché au Canada en 1998. Il est alors établi que le progestatif présent dans Diane 35®, la cyprotérone, est toxique pour le foie. La Food and Drug Administration n'a, quant à elle, jamais approuvé la vente de ce médicament aux États-Unis.

Par la suite, les inquiétudes de la communauté scientifique ont davantage concerné le risque de thromboembolie veineuse, et plusieurs études ont conclu que Diane 35® entraînait trois fois plus de risques sur ce plan que bon nombre de contraceptifs oraux des deux premières générations. La maladie thromboembolique veineuse se caractérise par la formation d'un caillot de sang dans une veine, qui va perturber la circulation sanguine. Ses deux formes principales sont la thrombose d'une veine profonde, ou phlébite, qui se rencontre surtout au niveau des membres inférieurs, et l'embolie pulmonaire avec la formation d'un caillot sanguin au niveau des poumons, pouvant provoquer le décès, ou dans une artère, migrant vers le cerveau et responsable d'un accident vasculaire cérébral. C'est de cette dernière complication dont a été victime Marjorie.

> Nous sommes le 22 juin 2006 quand j'ai un étourdissement en sortant de ma douche. En me regardant dans le miroir, je m'aperçois que chacun de mes yeux a une moitié qui voit clair et l'autre qui voit des petits points lumineux. Ne craignant rien de grave, je me rends à un

rendez-vous programmé chez un client. Arrivée sur place, j'installe mon ordinateur portable, et reste bouche bée devant mon tableau Excel. Je ne distingue aucun chiffre et j'ai terriblement mal à la tête… Mon client m'appelle un taxi et je file chez mon médecin qui, à l'exposé de mes symptômes, semble paniqué et me demande d'aller aux urgences pour passer un scanner.

Allongée chez moi en attendant que mon conjoint me conduise à l'hôpital, mon bras gauche est douloureux jusque dans l'épaule. Il bouge, mais je ne le sens plus. Arrivée aux urgences, un neurologue me prend en charge et me fait un doppler des artères du cou. Il me demande si je suis un traitement médicamenteux, je lui réponds que non. Il me regarde et me dit : « Vous êtes sûre ? Vous ne prenez pas la pilule ? » Je lui apprends alors que je suis sous Diane 35®.

Les résultats de l'I.R.M. tombent, mais ils doivent être précisés par une ponction lombaire. Le neurologue me dit : « Nous avons vu que des petits vaisseaux sanguins se sont bouchés dans votre cerveau. Nous devons faire des examens supplémentaires pour en découvrir la cause, y remédier si nécessaire et en suivre l'évolution. » Les jours se succèdent, les examens aussi : I.R.M., doppler, ponction lombaire, échographie cardiaque, échographie transœsophagienne, prises de sang tous les jours, bilan ophtalmique…

Aucune explication ni aucun diagnostic ne seront évoqués, car aucun lien n'a été fait à cette époque entre la survenue de l'A.V.C. et la prise de Diane 35®. Pourtant, dès avril 2003, l'Agence canadienne avait reçu onze notifications d'accidents thromboemboliques veineux, dont un mortel, depuis la commercialisation de Diane 35® en 1998. Au vu de l'ensemble de ces éléments, il apparaît de manière scientifique que la cyprotérone n'est pas un progestatif de choix pour un contraceptif oral : elle expose à un risque accru de thromboses veineuses, difficile à justifier par ses effets cutanés. En d'autres termes, les composants de Diane 35® seraient susceptibles d'engendrer de graves complications pour ses consommatrices.

L'affaire dite des pilules de troisième et quatrième génération (et donc de Diane 35®) éclate avec un premier dépôt de plainte en décembre 2012, et une extraordinaire médiatisation. Rapidement, différentes plaintes sont déposées auprès du pôle de santé publique de Paris à partir du 14 décembre 2012. C'est à ce moment-là que Marjorie fait le lien avec sa propre histoire.

> Nous sommes le 2 janvier 2013. Ma mère m'a alertée à plusieurs reprises sur un reportage qu'elle a vu aux informations concernant une jeune Bordelaise qui a fait un A.V.C. à cause de sa pilule. Il y a d'abord ces images de Marion L. avec son histoire, puis une interview en direct de son avocat, maître Courtois. Une fois le sujet terminé, je me tourne vers mon conjoint sans dire un mot, et je me rends compte que nous avons la même expression sur le visage : les yeux écarquillés, la bouche ouverte. Nous venions de réaliser ce qui m'était arrivé 7 ans auparavant.
>
> Je réalise que ma pilule est à l'origine de mon A.V.C. Ce qui me paraissait inconcevable à l'époque se révèle grâce au témoignage de Marion L. Je prends conscience que des indices, des preuves ont été déposés à charge contre ma pilule, mais que personne n'a pris le risque de se mouiller et de l'incriminer directement. Pour moi, un médicament est la réponse à une maladie ; c'est peut-être ce qui explique que je n'ai pas réussi à réaliser qu'elle pouvait être la cause de mon A.V.C. L'une des premières choses

que j'ai pensées après avoir découvert Marion, c'est : « Je ne suis pas seule, on est au moins deux ! » J'ai réalisé ensuite que nous devions être des dizaines, des centaines peut-être, mais j'étais loin d'imaginer que nous étions des milliers tous les ans, et tout cela dans un silence et une indifférence assourdissants.

L'obligation de sécurité et le principe de précaution mis en cause

Les plaintes déposées reprochent au directeur général du laboratoire Bayer Santé d'avoir commis une première faute en suggérant, tant dans le résumé des caractéristiques du produit destiné aux professionnels que dans la notice de Diane 35® destinée aux consommateurs, que ce médicament constitue un contraceptif, alors qu'il ne détient une autorisation de mise sur le marché qu'en qualité d'antiacnéique. En agissant de la sorte, le laboratoire Bayer Santé aurait commis une faute grave caractérisée qui exposait autrui à un risque sérieux qu'il ne pouvait ignorer. Bayer Santé aurait en outre violé de façon délibérée l'obligation de sécurité. En ne répercutant pas ces informations capitales aux consommatrices, le directeur général du laboratoire Bayer Santé en poste à l'époque des faits litigieux aurait donc commis une deuxième négligence. Accusations qui sont constatées, comme nous le verrons plus loin.

Lorsque le produit n'offre plus la sécurité nécessaire, le fabricant doit alors en informer les autorités compétentes et prendre les mesures qui s'imposent afin de prévenir les risques pour les consommateurs. Au premier rang de ces mesures : le retrait du marché. Or, dès 1994, la toxicité pour le foie de la cyprotérone contenue dans Diane 35® ainsi que le risque accru de développement d'un cancer du foie étaient démontrés. Dès 2001, des études épidémiologiques ont mis en évidence le fait que le médicament Diane 35® est associé à une augmentation de survenue d'accidents thromboemboliques veineux par rapport aux autres contraceptifs oraux combinés, et notamment aux pilules de deuxième génération. Ainsi, alors que le risque pour la santé des consommatrices était scientifiquement prouvé et porté à la connaissance du fabricant, ce dernier ne semble avoir pris aucune mesure efficace pour protéger la santé et la sécurité des utilisatrices. Compte tenu de ses missions, de ses fonctions et des moyens dont il disposait, le directeur général du laboratoire Bayer Santé n'en avait-il pourtant pas non seulement la possibilité, mais, plus encore, l'obligation ?

Par ailleurs, le principe de précaution s'impose aux autorités publiques en les obligeant à prendre des mesures destinées à prévenir certains risques liés à l'environnement et à la santé. S'agissant de ce dernier domaine, c'est justement l'A.F.S.S.A.P.S. qui s'est vu confier à l'époque une mission de police sanitaire pour tous les produits de santé. Ainsi, lorsqu'un médicament est soupçonné de présenter un danger pour la santé humaine dans des conditions normales d'emploi, l'A.F.S.S.A.P.S. (devenue l'A.N.S.M.) peut prendre des mesures de suspension de fabrication et de commercialisation, ou fixer des conditions restrictives d'utilisation de ces produits. Or, en l'espèce, alors que des études scientifiques faisaient état de la toxicité de ce médicament dont il était de notoriété publique qu'il était prescrit comme contraceptif hors A.M.M., le directeur général de l'A.F.S.S.A.P.S. ne semble pas avoir mesuré le danger et n'a pris aucune décision destinée à protéger les consommatrices. Il importe de rappeler que l'accès à une contraception sûre, efficace et adaptée pour toutes les femmes qui décident d'y avoir recours est pourtant une priorité de santé publique. Pour Diane 35®, comme pour d'autres médicaments, les organismes de contrôle ont failli à leur mission de protection de la santé des utilisateurs. Tout le monde, notamment les praticiens et de surcroît le laboratoire, savait que Diane 35® était utilisé comme contraceptif oral. Les médecins ne pouvaient ignorer, en prescrivant Diane 35®, qu'ils induisaient une fraude à la Sécurité sociale par un remboursement abusif. Tous les scientifiques connaissaient le risque accru de survenue d'accidents thromboemboliques veineux, dont certains ont malheureusement provoqué des issues fatales par le biais d'embolies pulmonaires.

Après la révélation de ce scandale, les ventes des pilules de troisième et quatrième génération ont baissé de 60 % sur la période janvier-avril 2014 par rapport à la même période en 2012. Dans le même temps, les ventes des pilules de première et deuxième génération ont augmenté de 36 % et la vente de stérilets de 45 %.

Marjorie a décidé de se battre :

> Aujourd'hui, je poursuis mon action de sensibilisation aux côtés de Marion L., qui est devenue une amie, ainsi que de sa famille et de l'association A.V.E.P. (Association pour les victimes d'embolies pulmonaires et d'A.V.C.). Ensemble, nous travaillons avec les institutions pour faire bouger les choses, améliorer les pratiques professionnelles de prescription et de prise en charge des accidents, faire réévaluer les statistiques d'accidents (en 2013, environ 3 500 cas avérés de thrombose et une vingtaine de décès

par an : embolies pulmonaires et phlébites, hors A.V.C., selon l'A.N.S.M.) et de risques d'accident (de 3 à 4 pour 10 000 par an pour les pilules de troisième et quatrième génération annoncés par les laboratoires, nous sommes passés aujourd'hui à 12 pour 10 000 pour certaines molécules comme celle utilisée dans Diane 35® selon l'Agence européenne du médicament). Nous militons pour une meilleure information des femmes car toutes les contraceptions hormonales comportent des risques de thromboses, le bénéfice-risque doit être sans cesse expliqué à la patiente pour qu'elle ait conscience des risques et surtout qu'elle sache quoi faire si elle détecte des signes avant-coureurs. Nous luttons contre la non-indépendance de certains médecins vis-à-vis des laboratoires pharmaceutiques et menons bien d'autres actions, mais pour ma part je me concentre sur ces domaines.

Il aura fallu qu'une victime dépose plainte au pénal fin 2012 pour que des décisions soient enfin prises, sous la pression des médias. Pourquoi attendre une plainte pour s'intéresser à un produit connu pour être prescrit hors autorisation de mise sur le marché ? La justice doit-elle se substituer au silence assourdissant des agences chargées de sécuriser notre santé ? Nombre de victimes ont pu se reconnaître dans les plaintes déposées par ces femmes qui ont eu le courage d'affronter les laboratoires.

Marjorie a en définitive mené à bien son cursus universitaire, mais au prix de nombreuses souffrances et de séquelles irréversibles :

En 2013, je suis enfin diplômée en expertise comptable, un véritable exploit compte tenu de mon histoire. J'ai encore des séquelles (invisibles pour les autres) au niveau de mon bras gauche, une hypersensibilité à la lumière, et une fatigabilité irréversible souvent handicapante, qui déclenche parfois d'autres troubles, tel un cercle vicieux : problèmes de concentration, de mémoire... Cela peut paraître minime comparé à d'autres qui ont eu moins de chance, mais c'est toujours trop par rapport à ce que j'étais avant. Et la punition ne s'arrête pas là car, financièrement, qui vous indemnise parce que vous êtes moins performant au travail et que votre évolution professionnelle s'en trouve très ralentie ? De plus, il y a d'autres conséquences pénibles, notamment lorsque vous voulez vous assurer : prêt immobilier, contrat de prévoyance en tant qu'indépendant, assurance décès... Votre antécédent d'A.V.C. est gravé dans le marbre des questionnaires de santé des assurances. Lorsque vous aurez la chance d'être assuré, sachez que ce ne sera pas forcément pour tous les risques, et surtout que vous aurez l'honneur de payer une surprime.

La position adoptée par le laboratoire mis en cause est pour le moins révélatrice. Ce dernier indiquant dans un communiqué que le risque de formation de caillot dans le sang lié à la prise de Diane 35® était « *connu et clairement indiqué* » dans sa notice d'information, et que ce médicament (et non pas pilule contraceptive) contre l'acné ne devait être prescrit que « *dans le respect des contre-indications* ». L'enquête en cours devrait permettre de déterminer la réalité des faits contestés et de préciser la prise de risque.

Devant l'absence de contrôle et de réactivité de l'A.N.S.M. et la violation de la notion de sécurité par les laboratoires, ce sont les victimes elles-mêmes qui ont pris en charge leur destin. Par le dépôt de plaintes pénales, elles ont permis d'étaler au grand jour le scandale manifeste des pilules de troisième et quatrième génération et de contribuer à éviter la survenue de nouvelles complications graves et de décès. Ces victimes ont joué leur rôle de lanceurs d'alerte, attitude que l'on attend maintenant de chacun d'entre nous, devant la démission évidente et coupable des médecins et des organismes de contrôle.

Le Pradaxa®, anticoagulant sans antidote...

De manière générale, un anticoagulant est un médicament utilisé pour empêcher ou retarder la coagulation du sang. En contrepartie, les anticoagulants, rendant le sang plus fluide, peuvent provoquer des saignements, voire des hémorragies graves, si leur posologie n'est pas parfaitement adaptée et surveillée. Pour simplifier, il existe des anticoagulants oraux, notamment les antivitamines K ou A.V.K., comme en contient par exemple le Previscan® dont vous avez peut-être entendu parler, et des anticoagulants injectables, dont l'action est plus rapide, comme l'héparine. Ces anticoagulants sont prescrits aux patients souffrant de troubles cardiaques ou vasculaires, ou dans le cas d'un infarctus du myocarde. Ils sont aussi utilisés à titre préventif après une intervention chirurgicale ou une fracture. Malheureusement, la prise d'anticoagulants oraux, simples d'utilisation, impose de surveiller de façon régulière le taux de coagulation dans le sang et donc de réaliser des prises de sang répétées et contraignantes. En revanche, en fonction de l'indice de coagulation du sang, il est facile d'adapter la posologie.

En 2008, de nouveaux anticoagulants oraux (appelés les N.A.C.O.) apparaissent sur le marché. Bien entendu, pour les laboratoires, c'est la découverte du siècle, car avec ces nouveaux anticoagulants, un contrôle sanguin n'est plus nécessaire. Les visiteurs médicaux font donc leur travail et vantent les mérites de ces nouveaux produits. Les médecins gobent leur argumentaire et les prescrivent en remplacement des anticoagulants classiques. Malheureusement, les laboratoires n'ont pas assez insisté sur un fait capital : aucun antidote n'existe en cas de surdosage. Et des accidents hémorragiques parfois dramatiques ne tardent pas à survenir.

C'est dans ce contexte qu'un nouveau médicament appelé Pradaxa®, l'un des anticoagulants de la famille des N.A.C.O. produit et commercialisé par le laboratoire Boehringer Ingelheim, a été mis sur le marché avec autorisation le 18 mars 2008. Sans possibilité de contrôle de son action et surtout en l'absence d'antidote en cas de surdosage, les complications sont rapidement apparues. Des familles dont un proche est décédé peu de temps après la prise de ce produit ont vite acquis l'intime conviction que le Pradaxa® en était la cause et ont déposé une plainte auprès du pôle de santé publique de Paris.

Une information biaisée du consommateur

Le responsable de la mise sur le marché doit fournir au consommateur « les informations utiles qui lui permettent d'évaluer les risques inhérents à un produit pendant sa durée d'utilisation normale ou raisonnablement prévisible, et de s'en prémunir lorsque ces risques ne sont pas immédiatement perceptibles par le consommateur sans un avertissement adéquat ». Pour le cas des médicaments, ces informations doivent toutes figurer sur la notice incluse dans la boîte. Or, dans le cas du Pradaxa®, il ressort à sa lecture que les explications concernant la balance bénéfices-risques sont tout à fait lacunaires.

De plus, il apparaît, à l'analyse des études et des essais réalisés sur ce produit, qu'il n'apporte pas d'amélioration du service médical rendu dans la prévention des accidents thromboemboliques veineux par rapport à l'héparine. Enfin et surtout, il n'existe pas encore d'antidote, ni de traitement spécifique d'efficacité prouvée, en cas de survenue d'un accident hémorragique lié à l'action de ce médicament. En d'autres termes, on ne peut endiguer l'effet de ce produit de santé en cas de grave hémorragie et le décès du patient semble la seule issue.

Pour Nathalie, qui a déposé une plainte, la cause du décès de sa mère ne fait aucun doute.

Tout commence par un coup de téléphone, le 13 octobre 2012. C'est ma sœur Marie : « La maison de repos vient de m'appeler, maman est hospitalisée, ils attendent les pompiers. Elle saigne beaucoup, elle a des rectorragies, ils l'hospitalisent aux urgences... » Je travaille depuis douze ans dans un S.M.U.R. (Service mobile d'urgence et de réanimation). Pour moi, à ce moment-là, il n'y a pas d'urgence ni d'inquiétude. J'appelle l'hôpital à 10 heures 30 et demande à parler avec l'urgentiste qui prend soin de ma mère. Il m'apprend que son état est très préoccupant.

J'arrive à l'hôpital, mes sœurs sont à l'extérieur : « On nous a fait sortir de la pièce, les aides-soignants la changent, elle a rempli de pleins bassins de sang. Le médecin nous dit qu'on ne peut pas arrêter ce médicament... » Qu'est-ce que c'est que cette histoire ? Je traverse le couloir, je rentre en salle de déchoquage. Ma mère est là... Je lui parle, mais elle ne répond plus. Le médecin urgentiste entre, et demande à me voir dans son bureau. « J'ai commandé du sang pour la transfuser, mais je n'arrive pas à arrêter l'hémorragie avec ce nouvel anticoagulant. » Je ne comprends plus rien. Les cardiologues ont prescrit à ma mère du Pradaxa® il y a un mois et demi pour une fibrillation auriculaire, dont une des principales complications est la survenue d'un A.V.C. C'est pour cette raison qu'il est préconisé de mettre en place un traitement anticoagulant chez ce type de patient. Le Pradaxa® aurait aussi l'avantage d'éviter les prises de sang répétées car il serait plus sûr, et là on me dit qu'on ne peut pas arrêter l'hémorragie !

À 11 heures 50, notre maman décède, entourée de trois de ses filles. L'hémorragie sous Pradaxa® a été fatale.

Des essais cliniques mal conduits

Pour obtenir l'autorisation de mise sur le marché du Pradaxa®, le laboratoire a réalisé des essais cliniques sur des patients. Chacun de ces tests a exposé les patients à des hémorragies graves à une fréquence similaire. Cependant, il s'avère que les conditions de ces essais étaient différentes des situations habituelles de soins. Ainsi, les patients les plus fragiles, âgés ou ayant un traitement médicamenteux lourd, et qui sont pourtant les plus exposés aux risques hémorragiques, se sont trouvés sous-représentés. De ce fait, la transposition des résultats des essais aux situations réelles de soins était hasardeuse. En outre, au cours des essais cliniques, les patients sont sélectionnés puis soumis à un contrôle appuyé. Les conditions d'un essai clinique protègent donc davantage des effets indésirables des médicaments que lors de l'utilisation en situation de soins habituelle. En définitive, les patients qui font partie d'un essai clinique sont surveillés au moindre effet secondaire, à la différence d'un patient lambda prenant le produit seul à son domicile.

Au vu de l'ensemble de ces éléments, il apparaîtrait que le Pradaxa® ne minore pas le risque de survenue d'accidents hémorragiques graves, qu'il majore la survenue de sécrétion des plaies opératoires et qu'il ne bénéficie d'aucun antidote connu en cas d'accident, alors qu'une hémorragie sous antivitamine K est résorbable par l'administration de vitamine K. Or, ces informations, pourtant capitales, ne sont pas portées à la connaissance des patients par le biais de la notice du produit.

Le principe de prévention en question

Une obligation de vigilance concernant les risques des produits commercialisés est imposée aux responsables de leur mise sur le marché. Lorsque le produit n'offre plus la sécurité nécessaire, le fabricant doit en informer les autorités compétentes et prendre les mesures qui s'imposent. Au premier rang : la suspension du produit en première intention.

Si les conditions d'utilisation du Pradaxa® semblent, de prime abord, plus simples que celles des autres anticoagulants, il apparaît, au fil des prises, que le bénéfice escompté diminue compte tenu du nombre de signalements réalisés (tout en gardant à l'esprit que la part de sous-notifications reste inconnue…). En 2011, le Pradaxa® a été le médicament au plus grand nombre de signalements pour effets indésirables graves à la Food and Drug Administration. En octobre 2011, soit six mois après l'autorisation du produit, l'Agence du médicament australienne (T.G.A.) a reçu 297 notifications d'effets dont 70 hémorragies graves. Le 7 novembre 2011, au bout d'environ douze mois, le Centre national de pharmacovigilance néozélandais avait reçu 295 notifications d'effets indésirables imputés au produit, dont 51 hémorragies graves. En France, pour la même période, l'Agence du médicament a reçu 210 notifications d'effets indésirables dont 50 hémorragies et malheureusement, parmi ces dernières, six se sont avérées fatales.

L'importance de ces chiffres montre bien que le produit contesté n'a pas été assez étudié, notamment chez les patients les plus fragiles. Plus de recul aurait été nécessaire sur certains effets indésirables, tels les sécrétions des plaies. On peut donc reprocher au laboratoire, considérant ces éléments qu'il ne pouvait méconnaître, de ne pas avoir alerté les autorités de santé nationales et européennes sur ces nouvelles données, lesquelles justifiaient une suspension sans conteste de la commercialisation et une réévaluation du rapport bénéfices-risques du produit. À ce sujet, le laboratoire Boehringer Ingelheim aurait fait savoir que des recherches étaient en cours sur la mise au point d'un antidote. On peut regretter que le laboratoire n'ait pas commercialisé de manière simultanée le Pradaxa® et son antidote, ce qui aurait pu peut-être éviter de nombreux décès… Car il faudra attendre plus de six ans pour que le laboratoire Boehringer Ingelheim mette au point un antidote qui neutralise les effets anticoagulants du Pradaxa®. La commercialisation de ce médicament, le Praxbind®, a été autorisée le 25 septembre 2015 par l'Agence européenne du médicament.

De même, selon deux études réalisées à partir des données de Medicare (l'assurance santé gouvernementale aux États-Unis), le Pradaxa® augmente le risque de saignements majeurs et gastro-intestinaux. Ces données sont en contradiction avec celles de l'essai sur lequel se sont appuyées les agences pour autoriser le produit sur leur marché respectif. Les résultats communiqués « sont une source d'inquiétude parce qu'il apparaît que les risques de saignements associés au produit sont supérieurs à ceux observés avec la molécule jusqu'ici utilisée, et significativement accrus par rapport à ce qui avait été originellement rapporté lors de l'approbation de la F.D.A. ».

Contestant tout lien de causalité et de défectuosité de son produit, le laboratoire Boehringer Ingelheim annonçait pourtant le 28 mai 2014 avoir trouvé un accord amiable suite aux plaintes déposées aux États-Unis. Cet accord mentionne le versement de 650 millions de dollars US, soit 470 millions d'euros.

Le manque de précautions des médecins

La prescription des nouveaux anticoagulants oraux, et du Pradaxa® en particulier, ne doit pas être faite en première intention, mais toujours après un échec des anticoagulants classiques. En effet, on ne dispose d'aucun moyen pour mesurer, en pratique courante, le degré d'anticoagulation obtenu, puisque les dosages sanguins sont réputés inutiles. De plus, du fait de la brièveté de leur durée de vie, plus courte que celle des antivitamines K, leur action est très sensible à l'oubli d'une prise. Et surtout, l'absence d'un antidote en cas de surdosage est totalement aberrante.

Dans ces conditions, comment le Pradaxa® a-t-il obtenu la préférence des prescripteurs et des patients ? Le cas des médecins cardiologues prescripteurs nous laisse perplexe. En effet, les cardiologues questionnés indiquent qu'ils ont suivi les recommandations de la Société européenne de cardiologie. Soit. Mais sur quels critères se fonde cette société pour recommander la prescription du Pradaxa® ? Voilà une question à laquelle Nathalie donne une réponse pour le moins corrosive :

> Avant tout, je veux vérifier les propos du cardiologue, qui aurait prescrit le Pradaxa® à ma mère sur les recom-

mandations de la Société européenne de cardiologie parues en 2012 à propos de la fibrillation auriculaire. Je découvre alors Grange Blanche, le site d'un cardiologue expert indépendant à l'Agence nationale de sécurité du médicament. Celui-ci a mis en ligne les déclarations publiques des rédacteurs des recommandations de la Société européenne de cardiologie. En résumé, 10 % des rédacteurs des recommandations n'ont pas d'intérêt avec l'industrie pharmaceutique, 33 % ont des liens d'intérêt avec un laboratoire qui ne présente aucun traitement lié aux recommandations, 26 % ont des liens avec B.M.S. (qui commercialise le nouvel anticoagulant Eliquis®), 38 % avec Boehringer Ingelheim qui commercialise le Pradaxa®, et 42 % avec Bayer qui commercialise le Xarelto®...

Peut-on alors vraiment se fier aux recommandations de la Société européenne de cardiologie, dont les rédacteurs ont autant de liens d'intérêts avec l'industrie pharmaceutique ? Comment les prescripteurs, démarchés par les laboratoires, formés par les laboratoires où les recommandations sont fortement liées à l'industrie pharmaceutique, peuvent-ils prescrire en toute indépendance et en disposant d'informations fiables ? Outre le flou total des recommandations, une question me hante toujours : comment ce médicament a eu son autorisation de mise sur le marché ?

Laboratoires, médecins, justice : à qui la faute ?

La défaillance des organismes de contrôle

Ces scandales ont tous le même dénominateur : la défaillance coupable des organismes de contrôle. En effet, à l'origine chargées de protéger notre santé et en théorie indépendantes, les agences de santé ont vocation à éviter la survenue de ces problèmes. Chaque pays dispose de tels organismes. Mais ces derniers, devant pourtant protéger les mêmes valeurs, ne semblent pas exercer leurs attributions avec la même ardeur. Voilà de quoi laisser quelque peu perplexe.

Ainsi, dans le scandale des prothèses mammaires P.I.P., la Food and Drug Administration n'a pas hésité à traverser l'Atlantique pour venir contrôler sur place la société en cause et les unités de fabrication situées dans le Var. À son retour sur le territoire américain, la F.D.A. a refusé la commercialisation des prothèses à base de silicone sur son sol. L'A.F.S.S.A.P.S., dont le siège est à Bagnolet en région parisienne, ne s'est jamais rendue dans le Var pour effectuer un contrôle similaire… Voici donc deux organismes chargés de la sécurité sanitaire, qui ont une notion diamétralement opposée de leur fonction. Le résultat est malheureusement connu : 30 000 victimes en France et plusieurs centaines de milliers à l'étranger. Un simple contrôle aurait pourtant permis de stopper ce scandale. Il aurait été facile de démasquer la supercherie par une simple visite de l'entreprise. Tout le monde savait que le gel de silicone était défectueux et non conforme (en fait un gel absolument pas médical, utilisé dans la confiserie et les composants électroniques).

Dans le domaine du médicament, le rôle exact des agences demeure flou. Et, preuve d'une certaine honte à la suite du scandale du Mediator®, l'A.F.S.S.A.P.S. a changé d'appellation pour devenir l'A.N.S.M. En fait, si le nom est différent et si une petite partie de la direction a été remplacée, l'A.N.S.M. a repris les missions, les obligations et les compétences exercées par l'ancienne agence, ainsi qu'une grande partie du personnel et les locaux...

Laboratoires et agences de sécurité sanitaire : des liens opaques

Le lien entre les laboratoires pharmaceutiques et les agences de sécurité sanitaire a toujours été dénoncé, mais jamais endigué. Il convient de garder à l'esprit l'importance économique pour un laboratoire pharmaceutique de disposer d'une autorisation de mise sur le marché. On parle ici de milliards d'euros. Certains ministres, parlementaires ou hauts fonctionnaires n'hésitent pas, une fois leur mandat terminé, à se mettre au service des laboratoires afin de les aider à obtenir le fameux sésame permettant de commercialiser leurs produits sur le territoire français.

Il est vrai que les mécanismes concernant l'obtention de cette autorisation et donc son remboursement par la Sécurité sociale peuvent nous laisser perplexes, pour ne pas dire soupçonneux. Comment expliquer par exemple que pour le Mediator®, le remboursement par la Sécurité sociale a été maintenu au taux maximum jusqu'à son retrait du marché, alors que toutes les études scientifiques sérieuses mettaient en évidence des risques largement supérieurs au bénéfice obtenu ?

Le financement de ces structures chargées de nous sécuriser est, lui aussi, discutable. Afin de ne pas alourdir l'impact financier de leur organisation sur les contribuables, les organismes de sécurité sanitaire disposent d'un budget propre alimenté en grande partie par les taxes sur les laboratoires. Il est certain que la délocalisation de ces derniers hors de notre territoire conduirait à une forte diminution des revenus émanant de cette taxe. On comprend l'intérêt de conserver les sociétés laborantines sur notre sol. Refuser la mise sur le marché d'un produit de santé à un laboratoire pourrait avoir des conséquences économiques importantes sur les finances de l'État, mais aussi des organismes de contrôle. Ainsi, comment peut-on être juge et partie, ou en tout cas lié à une structure dont nous devons contrôler l'innocuité du produit ?

La même problématique existe entre les experts présents au sein de ces organismes de contrôle et les laboratoires. Le scandale du Mediator® en est l'exemple type. Le *lobby* pharmaceutique est omniprésent. L'association Regard citoyen a publié en mars 2015 des chiffres édifiants qui mettent en lumière le rôle trouble des laboratoires. Entre 2012 et 2014, l'industrie pharmaceutique aurait offert 1,7 million de repas au corps médical, au prix moyen de 42 euros. Au total, sur cette période, ce sont 237 millions d'euros qui ont été distribués aux médecins par les laboratoires sous forme de voyages, de repas, de nuits d'hôtel… Il existe une porosité néfaste entre l'industrie pharmaceutique et le monde médical.

Pourtant, suite au scandale du Mediator®, une loi était censée imposer aux laboratoires de déclarer tous les avantages financiers accordés aux professionnels de la santé. Malheureusement, de nombreuses restrictions concernant la publication de ces données n'ont pas permis la transparence escomptée. On apprend néanmoins que les trois laboratoires les plus généreux sont Novartis (17,9 millions d'euros), Servier (13 millions d'euros) et GlaxoSmithKline (11,7 millions d'euros). Les déclarations d'intérêts obligeant tout médecin à indiquer l'existence d'un lien avec un laboratoire ne constituent pas un frein à cette réalité bien plus économique que sécuritaire. Cependant, en mars 2015, le Conseil national de l'Ordre des médecins et l'association de médecins Formindep ont obtenu du Conseil d'État que le montant des contrats passés entre les laboratoires et les médecins soit enfin révélé. Et là, on ne devrait pas être au bout de nos surprises.

La responsabilité des médecins

Outre la déficience des organismes de contrôle et la cupidité des laboratoires obsédés par la rentabilité de leurs produits, d'autres acteurs ont aussi joué un rôle important dans la survenue ou l'ampleur de ces récents scandales : les médecins ! En prescrivant des médicaments hors A.M.M. en toute connaissance de cause afin que leurs patients bénéficient d'un remboursement illégal par la Sécurité sociale, ils ont fait le lit des dernières affaires. En rédigeant pour le compte des laboratoires des rapports d'expertise qui n'étaient pas le reflet de la vérité, certains médecins experts ont contribué à la mise sur le marché de médicaments dont l'efficacité n'était pas démontrée, mais la nocivité certaine.

Le rôle de la justice

Il convient de noter que tous les scandales de santé publique récents ont été révélés grâce au courage d'une ou de plusieurs victimes. Il faut qu'un patient médiatise le scandale pour que les autorités prennent conscience, souvent tardivement, de la nécessité de prendre des mesures. C'est pourquoi nous devons tous devenir des lanceurs d'alerte afin de suppléer les carences avérées des organismes de contrôle officiels et porter les coupables devant les tribunaux.

Mais le rôle de la justice est-il de s'ériger en protecteur de notre santé ? Depuis cinq ans, nous sommes submergés par ce type d'affaires et la justice est venue pallier le manque de réactivité des organismes de contrôle. Les victimes des prothèses P.I.P. ont ainsi pu bénéficier d'un procès dans un délai correct, leur permettant de ne pas attendre une trop longue instruction, mais surtout faisant cesser les injures à leur encontre.

Une nouvelle délinquance est-elle née ? Celle du profit face à la santé humaine ? Seul l'avenir nous le dira. Ce qui est certain, c'est que la justice a un rôle à jouer. Mais même si elle condamne les responsables, ce sera bien peu comparé aux années de souffrances passées, présentes et futures des milliers de victimes. Parce que ce sont les victimes qui ont eu la peine la plus lourde : la perpétuité. Vivre à perpétuité avec le souvenir, les soins, les contrôles, les complications, les souffrances, la peur et l'angoisse.

Oui, les médicaments peuvent tuer !

En France, neuf consultations sur dix se terminent par la rédaction d'une ordonnance. Pourtant, la prescription des médicaments devrait toujours être la plus juste et la plus pertinente possible, ce qui est loin d'être le cas. En effet, plus il y en a de prescrits, plus grands sont les risques d'interactions médicamenteuses, c'est-à-dire que la prise d'un médicament modifie l'efficacité d'un autre qui se trouve, au même moment, dans l'organisme. Si les effets thérapeutiques s'ajoutent ou se multiplient, on parle alors de potentialisation ou de synergie. Si, au contraire, les effets sont diminués ou annulés, il s'agit d'inhibition ou d'antagonisme. Certains effets indésirables, parfois graves, peuvent apparaître au cours de la prise simultanée de plusieurs médicaments.

Par exemple, des médicaments à base de plantes peuvent modifier l'action anticoagulante des antivitamines K. Les antibiotiques sont susceptibles d'entraîner ou de subir des interactions diminuant, voire annulant, leur efficacité. Ils peuvent aussi réduire l'efficacité d'une contraception orale. Certains médicaments, comme le Mediator®, ont carrément tué des patients parce qu'ils contiennent des substances toxiques pour l'organisme. Il est évident qu'il est difficile pour un médecin de connaître tous les médicaments par cœur, et plus encore leurs interactions. Il existe des logiciels d'aide à la prescription, mais leur usage semble encore rencontrer des réticences et ne pas être très répandu. On conviendra aussi que notre pharmacopée contient bien trop de médicaments, dont une grande partie est inefficace voire même néfaste, puisque 180 médicaments suffiraient à soigner la majeure partie des maladies !

Les patients français ne sont pas non plus assez raisonnables. Un patient s'attend toujours à sortir de chez son médecin avec une ordonnance entre les mains. Cela fait partie de nos exceptions culturelles. En France, 90 % des consultations se terminent par une ordonnance, contre seulement 72 % en Allemagne et 43 % aux Pays-Bas. Le fait de ne pas avoir de prescription médicale à la fin d'une consultation équivaudrait pour le Français à une mauvaise écoute et une mauvaise prise en compte de sa maladie. Selon un rapport de l'A.N.S.M., chaque Français consommerait, en moyenne, 48 boîtes de médicaments par an, ce qui est excessif !

Soulignons enfin le rôle prépondérant de la pharmacie clinique à l'officine. Le pharmacien devrait toujours accompagner la délivrance du médicament par une information. Il est censé contrôler si la posologie est bien conforme à l'âge, au poids et aux autres traitements associés du patient. Le pharmacien doit aussi faire attention aux interactions entre les médicaments et avec l'alimentation.

Un éternel recommencement et des essais cliniques qui tournent au drame

Tout médicament, pour être efficace, comporte des risques qu'il faut connaître et évaluer. Médecin, pharmacien, patient, chacun de ces acteurs de santé doit prendre ses responsabilités pour arriver à une utilisation rationnelle et raisonnée des médicaments. Le 15 octobre 2015 a éclaté un nouveau scandale, celui de la Dépakine®, dont il est à ce jour impossible de déterminer l'importance. Ce médicament, produit par le laboratoire Sanofi depuis 1967 et dont le principe actif est le valproate de sodium, est utilisé en particulier pour le traitement de l'épilepsie. Pourtant, dès 1982, une étude, parue dans la revue scientifique *The Lancet*, accuse la Dépakine® d'avoir des effets indésirables sur le fœtus, provoquant notamment des malformations et des atteintes neurologiques. En 1996, des documents confidentiels font apparaître les premiers cas de déclarations de pharmacovigilance concernant des malformations de nouveau-nés. Le scandale arrive aujourd'hui sur la place publique, alors que 80 000 femmes en âge de procréer prennent de la Dépakine®. Toujours les mêmes questions se posent : pourquoi avoir attendu autant d'années pour transmettre l'information aux parents et aux médecins prescripteurs ? Pourquoi les neurologues ont-ils continué à prescrire de la Dépakine® à des femmes enceintes alors que les risques étaient connus depuis 1982, date à laquelle la littérature scientifique (cf. *The Lancet*) a commencé à aborder ses efforts secondaires ? Combien d'enfants sont nés avec des complications liées à ce médicament ? Nous sommes peut-être à la veille de voir apparaître une « génération Dépakine® », après celle du Distilbène®. La ministre de la Santé, Marisol Touraine, a demandé à l'A.N.S.M. et à l'assurance maladie de recenser les enfants qui ont pu être victimes des effets indésirables de cet antiépileptique et à l'Inspection générale des affaires sociales (I.G.A.S.) d'ouvrir une enquête. L'affaire est donc grave et touche des enfants, par centaines, voire par milliers.

Un nouveau drame de la santé est survenu le 16 janvier 2016. Ce jour-là, six personnes sont hospitalisées en urgence au C.H.U. de Rennes, dont une en état de mort clinique d'après les médecins. Or, ces individus participaient à un essai thérapeutique portant sur un médicament du groupe pharmaceutique portugais Bial. Désigné par le nom de code 1 Bial 35, ce médicament est destiné au traitement des troubles de l'humeur et de l'anxiété, ainsi que des troubles moteurs liés à des maladies neurodégénératives (comme la maladie de Parkinson). Biotrial, laboratoire privé implanté à Rennes, a testé la molécule sur 90 patients, tous volontaires et âgés de 18 à 55 ans. Les personnes hospitalisées auraient commencé à prendre la molécule incriminée à la dose la plus élevée à la date du 7 janvier, et les premiers symptômes neurologiques seraient apparus dès le 10 janvier. Le processus est donc extrêmement rapide.

Ce drame nous invite à nous interroger sur les phases d'expérimentation des médicaments. Après de très longs essais sur l'animal, il existe trois étapes avant la mise sur le marché d'un médicament. La première phase concerne des patients, tous volontaires, informés et qui connaissent toutes les conséquences possibles de l'essai – décès compris. Ils signent un document de consentement éclairé et sont assurés en cas de survenue d'une complication. Le but est de mesurer la tolérance du produit et de déterminer la dose maximale sans que l'organisme réagisse mal. La deuxième phase permet d'étudier l'efficacité de la molécule et de déterminer la dose optimale d'utilisation. Elle porte sur quelques centaines de personnes, en général malades. La troisième phase compare le traitement soit à un autre traitement de référence, soit à un placebo. Elle porte sur plusieurs milliers de malades. L'objectif est de montrer l'efficacité du médicament et d'évaluer le rapport efficacité-tolérance.

Dans le cas du C.H.U. de Rennes, le drame s'est produit au cours de la première phase de l'expérimentation. Les essais cliniques constituent en effet une étape indispensable dans le processus d'élaboration des médicaments avant leur mise sur le marché. La survenue de décès au cours de la première phase est rarissime, puisqu'on travaille sur des personnes en parfaite santé, régulièrement examinées et avec des doses entièrement contrôlées. Pour l'Agence nationale de sécurité du médicament (A.N.S.M.), « il n'y a jamais eu un événement aussi grave en France ». L'Inspection générale des affaires sociales (I.G.A.S.) a été chargée d'inspecter le site d'expérimentation de Biotrial. Enfin, une enquête pour homicide et blessures involontaires a été ouverte par le pôle de santé du tribunal de grande instance de Paris.

Tout a-t-il été bien vérifié en amont ? Des doutes sont permis. Le principe actif de ce médicament d'un laboratoire portugais était fabriqué en Hongrie, le médicament lui-même était élaboré en Italie, et l'expérimentation clinique avait lieu en France... Ce qui montre encore une fois les risques sur la santé de l'internationalisation des processus de production, si chacun n'effectue pas les contrôles nécessaires pour assurer la qualité et la conformité du médicament en question. De plus, à ce stade de l'expérimentation, il n'existait aucun antidote. Il convient désormais de déterminer où se cache l'erreur qui a causé le décès d'un patient.

Or, l'I.G.A.S. a révélé trois manquements majeurs dans la gestion de l'essai clinique. Son rapport estime que le laboratoire Biotrial « ne s'est pas tenu suffisamment informé de l'état du patient hospitalisé » le 10 janvier et qu'il a continué à administrer la molécule aux autres volontaires le 11 janvier. Le deuxième manquement réside dans le fait que « le laboratoire n'a pas formellement informé les autres volontaires de l'incident survenu la veille ». Cette attitude semble contraire à la notion de consentement éclairé car les autres volontaires, informés, auraient pu refuser la poursuite de l'essai clinique. Enfin, il est reproché au laboratoire d'avoir tardé à signaler l'accident aux autorités. Toutefois, les causes exactes ne sont pas encore connues bien que l'hypothèse d'une trop grande concentration du produit actif dans l'organisme de la victime soit avancée. Affaire à suivre.

CHAPITRE 3

Les scandales paramédicaux et sanitaires

D'autres scandales sanitaires ont eu pour facteur déclenchant l'utilisation de produits industriels toxiques comme l'amiante, ou l'implantation dans le corps humain de dispositifs médicaux dangereux non conformes aux caractéristiques déclarées pour l'obtention de l'autorisation de mise sur le marché. Dans le domaine industriel, le scandale de l'amiante et ses dizaines de milliers de morts est bien entendu dans tous les esprits. On attend encore pas moins de 100 000 morts supplémentaires jusqu'en 2050. Plus récemment, l'affaire des prothèses mammaires P.I.P. a contraint plus de 20 000 femmes à faire retirer en urgence des prothèses contenant un gel défectueux et potentiellement toxique. La chirurgie esthétique, en se banalisant, est désormais à la portée de tous. Il est évident que la multiplication des actes, réalisés par des professionnels dont les compétences ne sont pas toujours optimales, peut causer des complications physiques ou psychiques souvent irréversibles. Enfin, l'utilisation à grande échelle des compléments alimentaires, bénéfiques dans des conditions précises, semble connaître des dérives en promettant des résultats spectaculaires.

Les prothèses mammaires P.I.P.

Nous aurions presque affaire à une banale tromperie, commise par des personnes sans scrupule, si des femmes n'étaient pas condamnées à devoir subir au mieux des explantations et, au pire – malheureusement pour la grande majorité d'entre elles –, des souffrances extrêmes et des complications graves, parfois mortelles...

Un scandale de cupidité et de profit

Un implant ou prothèse mammaire est une prothèse utilisée en chirurgie plastique pour augmenter le volume d'un sein, soit à visée esthétique pour convenance personnelle, soit dans un but de reconstruction après l'ablation d'un sein suite à un cancer.

En 1961, en observant une poche de sang en salle d'opération, des plasticiens de Houston, aux États-Unis, ont l'idée d'un sac en silicone. L'implant qu'ils développent est constitué d'une enveloppe en silicone remplie d'un gel épais et visqueux, lui aussi en silicone. Ce type d'implant connaît un grand succès, mais sera interdit en France en 1995 suite à des plaintes d'Américaines atteintes de cancer, considérant là que des fuites du gel composant leur prothèse seraient responsables de leur maladie.

Et les chiffres sont impressionnants. On estime que 30 000 femmes ont porté les tristement célèbres prothèses mammaires dites P.I.P. *(Poly Implant Protheses)*. La firme P.I.P. a inondé l'Europe de l'Ouest (Angleterre, Espagne, Allemagne), de l'Est, les pays d'Amérique du

Sud (Venezuela, Colombie, Brésil, Argentine), l'Iran, la Turquie, Israël, l'Australie, la Thaïlande, le Japon, la Chine ou encore les Émirats arabes unis. En France, environ 400 000 femmes portent des prothèses mammaires. Alexandra, présidente de l'Association des porteuses de prothèses P.I.P. (Association P.P.P.), résume le cheminement de ces femmes et les difficultés, la souffrance et les doutes qui le parsèment.

> Pour beaucoup, la femme siliconée symbolise l'image même de la futilité, du superficiel… Quelle image erronée ! Je suis porteuse d'implants mammaires en silicone depuis presque six ans. Mes motivations n'étaient ni futiles, ni irréfléchies, puisque j'ai patienté plus de dix ans entre le moment où j'ai pris cette décision et celui où j'ai pu y accéder financièrement. J'ai été mère très tôt, par choix, et n'ai de ce fait pas connu mon corps de femme. Avant mes grossesses, j'avais ce que l'on peut appeler une poitrine « généreuse », qui s'est amoindrie au fil des enfantements. Ma décision de me faire opérer ne tenait pas à une image que je voulais renvoyer aux autres, mais à l'image que *je* percevais de moi. Me contempler dans un miroir était devenu une épreuve, malgré le regard bienveillant et rempli d'amour de mon mari. Comment accepter le regard de l'autre quand on ne s'accepte pas soi-même ? Cette opération, j'y ai eu recours pour *moi* et personne d'autre.
>
> Les jours qui ont suivi l'intervention, je ressentais une angoisse dans l'attente du retrait du pansement compressif. Mais mes attentes furent satisfaites au-delà de mes espérances. J'avais enfin une poitrine digne de ce nom ! Un sentiment d'apaisement m'envahit, mes craintes s'évanouirent, je pouvais enfin être moi sans avoir honte de me dévoiler à mon mari, je pouvais enfin me regarder

> dans un miroir sans détester ce que je voyais, je pouvais enfin revivre. Et le changement n'était pas uniquement physique, il était bien plus profond que cela, je me suis ouverte et épanouie de manière extraordinaire, mon époux me dira bien plus tard que cette opération m'a transformée positivement.

P.I.P. a pour objet social la conception et la commercialisation de prothèses mammaires préremplies de gel de silicone, destinées à la chirurgie esthétique et à la chirurgie reconstructrice. La société P.I.P. a commercialisé ces prothèses en France dans des établissements de soins (cliniques et hôpitaux), ainsi que chez des distributeurs. Les chirurgiens esthétiques avaient même la possibilité de se fournir directement auprès de l'entreprise.

Mais la fraude était en quelque sorte « innée » au sein même du processus de production de la société P.I.P. En prévision de chaque inspection par un organisme de contrôle, le gel défectueux que contenaient les implants était remplacé par celui conforme à l'autorisation de mise sur le marché. Le 17 mars 2010, l'agence a effectué une inspection au sein de la société P.I.P. à la Seyne-sur-Mer. Au cours de ce contrôle, l'A.F.S.S.A.P.S. a recueilli des éléments qui prouvaient l'utilisation de matières différentes de celles prévues dans le dossier de conception, et qui avaient permis d'obtenir le droit de commercialisation selon la norme CE. Aussi l'A.F.S.S.A.P.S. a-t-elle décidé le 29 mars 2010 de suspendre la mise sur le marché et l'utilisation des implants mammaires P.I.P. préremplis de gel de silicone.

En effet, l'agence a constaté que « le nombre d'incidents signalés dans le cadre de la matériovigilance concernant les implants mammaires préremplis de gel de silicone fabriqués par la société Poly Implant Protheses a augmenté de façon significative par rapport aux implants produits par les autres fabricants, et il s'agit essentiellement de ruptures de l'enveloppe de la prothèse. [...] Une diffusion anormale de silicone au travers de l'enveloppe peut générer une fragilisation de cette dernière et pourrait donc expliquer le taux de rupture observé en matériovigilance. [...] La diffusion de silicone dans l'organisme peut également conduire à la survenue de complications locorégionales. [...] Les incidents de vigilance fondent une suspicion de danger ».

La société P.I.P. a reconnu par ailleurs avoir commercialisé des implants sans qu'il existe une traçabilité réelle des produits de nature à garantir leur conformité. Aucun numéro de lots précis n'était indiqué sur les implants ! Cela signifie donc qu'il n'y avait là aucune possibilité de connaître le devenir des prothèses après leur mise en vente.

Le combat des victimes

De nombreuses femmes porteuses d'implants mammaires P.I.P. ont été anéanties et désemparées en apprenant les déclarations de l'A.F.S.S.A.P.S. Heureusement, Alexandra, qui a réussit à regrouper un grand nombre de victimes potentielles au sein de son association P.P.P., nous livre son témoignage.

Nous sommes le 31 mars 2010. Alors que j'écoute les informations télévisées, j'apprends que les prothèses mammaires fabriquées par le laboratoire Poly Implant Protheses viennent d'être retirées du marché par décision des autorités sanitaires. Or, c'est la marque des implants que je porte ! Au début, il est simplement dit que les implants ont été retirés du marché et rappelés car ils sont remplis d'une silicone différente de celle déclarée dans le cahier des charges par l'entreprise qui la fabrique. Rien d'alarmant en soi… et pourtant, des groupes de discussion se forment et la suite se dessine comme une évidence : nous avons été trompées, nous devons agir ! La première chose que beaucoup de ces femmes et moi-même ferons, c'est de prendre rendez-vous avec le chirurgien qui nous a opérées afin de lui faire part de nos doutes et de lui poser nos questions. Évidemment, ces derniers nous répondront qu'ils sont les premiers surpris (la suite des événements et divers témoignages nous permettront d'en douter) et qu'il n'y a aucune contre-indication à garder les prothèses P.I.P. J'en viens néanmoins à me demander ce qui pousserait les autorités sanitaires à retirer des implants du marché s'il s'agissait « juste » d'un détail et si cela ne représentait aucun risque pour les porteuses de ces derniers. C'est ainsi que l'Association P.P.P. a vu le jour le 4 avril 2010. Très vite, la magie d'Internet aidant, et avant même que le compte en banque de l'association ne soit créé, nous recevions entre trente et cinquante bulletins d'adhésion par jour. Mais nous étions encore très loin d'imaginer la suite…

Saisie par le procureur de la République, la section de recherches du groupe Santé publique-environnement-lutte anti-terroriste intervient sur le site de la société P.I.P. Il ressort des expertises réalisées par l'A.F.S.S.A.P.S., rendues publiques le 28 septembre 2010, que « les analyses confirment que le gel P.I.P. n'atteint pas le degré de qualité d'un gel de silicone destiné à des implants mammaires. Le test d'allongement jusqu'à la rupture est non conforme, ce qui démontre une fragilité des enveloppes remplies de gel P.I.P. et explique un taux de rupture supérieur à la moyenne. » Il est aussi démontré que le gel P.I.P. présente un pouvoir irritant que l'on ne retrouve pas sur les gels de silicone des autres prothèses, ni sur celui déclaré dans le dossier de mise sur le marché. Le contact du gel avec les tissus peut être provoqué par une rupture de l'enveloppe ou par une fuite du gel à travers l'enveloppe. Cela conduirait à des réactions inflammatoires chez certaines patientes.

L'A.F.S.S.A.P.S. indique aussi que les performances et la sécurité des prothèses P.I.P. ne sont pas conformes à ce qu'elles devraient être. Toutefois, l'agence elle-même aurait expurgé de ce fameux rapport des informations concernant ses propres manquements, ainsi que d'autres éléments qu'il aurait dû contenir... S'agit-il d'une simple rumeur ou d'une information fondée ? La vérité devrait finir par éclater car l'A.F.S.S.A.P.S. est mise en cause dans plusieurs actions pénales. L'A.F.S.S.A.P.S. démontre par ailleurs une importante hétérogénéité dans la qualité des prothèses et conclut que toute personne porteuse d'implants P.I.P. doit bénéficier d'un examen clinique complété par une échographie ! Et, bien sûr, toute rupture ou suspicion de rupture d'une prothèse doit conduire à son explantation, ainsi qu'à celle de la seconde.

Les fautes étaient donc connues ! Mais ces informations n'arrivent encore aujourd'hui qu'au compte-gouttes et ce n'est que grâce à des journalistes que les victimes apprendront que le gel contenu dans les prothèses P.I.P. n'est pas un gel médical mais un mélange « maison » de produits, toxiques pour certains, mis au point par le fondateur de P.I.P., Jean-Claude Mas. Aussi, après ces révélations, l'Association P.P.P. demande à être entendue par la ministre de la Santé Roselyne Bachelot, qui accuse de manière étonnante une fin de non-recevoir.

En novembre 2011, tout bascule enfin. L'affaire P.I.P. prend une tournure inattendue, bien plus sombre. L'une des adhérentes de l'Association P.P.P., Edwige, décède des suites d'un lymphome T. Or, un certificat médical affirme qu'il s'est développé au contact d'un implant mammaire fissuré. Émue, choquée et en colère, Alexandra décide de médiatiser ce décès.

Le 23 décembre 2011, le ministre du Travail, de l'Emploi et de la Santé, Xavier Bertrand, recommande l'explantation des prothèses de la marque P.I.P. même sans signe clinique de détérioration.

La Sécurité sociale prend en charge l'explantation et la réimplantation dans le cadre d'une maladie de longue durée (pathologie cancéreuse). Une prise en charge partielle (explantation uniquement) est octroyée aux femmes ayant eu recours à cette chirurgie dans un cadre esthétique. Cette discrimination entre « bonnes » et « mauvaises » victimes va être mal perçue par la grande majorité des femmes, et amplifiée par l'attitude mercantile d'un grand nombre de chirurgiens esthétiques. Alexandra a des mots très durs envers cette profession.

> Je me rends compte que dans le domaine de la chirurgie esthétique, le patient n'a aucune garantie. Même en cas de ratage manifeste, très peu de chirurgiens reconnaîtront leur responsabilité et la victime se retrouvera souvent à devoir payer à nouveau.
>
> Lors d'une réunion au ministère de la Santé, le président d'un syndicat de chirurgiens esthétiques nous a « gentiment » expliqué que les chirurgiens, ayant des

frais, ne pouvaient se permettre de réopérer à moins de 1 500 euros dans le cadre d'un remplacement de prothèses P.I.P. Quoi de plus normal que de devoir repayer lorsque l'on est victime ? En plus, ces messieurs nous font un prix qu'ils jugent eux-mêmes raisonnable...

Peut-être que 1 500 euros est pour eux un prix raisonnable au vu de leur salaire, mais pour une personne lambda, économiser 1 500 euros n'est pas si simple ! N'ont-ils aucune morale ? Rien n'est normal dans cette affaire. Une entreprise qui met sur le marché un gel défectueux en toute impunité pendant près de vingt ans, des alertes ignorées, des manquements effroyables de la part d'organismes chargés d'assurer notre sécurité, une certification CE délivrée sur des mensonges, des chirurgiens qui savent qu'il y a un souci avec ces implants mais qui se taisent, tout comme les employés de P.I.P... et, malgré tout, c'est aux victimes de payer !

Suite à cette décision de retrait préventif, les explantations vont se multiplier pour celles qui en ont les moyens, les autres étant condamnées à patienter et à vivre dans l'angoisse. En effet, il n'existe aucun signe avant-coureur permettant aux femmes concernées de savoir si une prothèse va se rompre. Par ailleurs, les implants ont des compositions différentes selon les lots, la fabrication du gel ne répondant à aucun protocole précis. Et dans tous les cas, explantation ne veut pas dire guérison. Alexandra l'a compris :

Malheureusement, même si se faire retirer les implants P.I.P. est un vrai soulagement, il n'en reste pas moins que l'extraction ne signifie pas pour autant la fin des problèmes de santé. Qu'adviendra-t-il de la silicone industrielle et irritante qui s'est répandue dans le corps des femmes ayant eu des ruptures ou des suintements de silicone au travers de l'enveloppe ? La silicone ne se résorbe pas, et la plupart du temps elle ne peut pas être retirée chirurgicalement. Quel impact pour la santé des victimes dans l'avenir ?

J'ai déjà vu assez de photos montrant le gel répandu dans les tissus organiques, provoquant des inflammations, des douleurs, allant jusqu'à ronger les os. Je me rappelle les photos prises lors d'une intervention d'extraction de prothèses rompues, montrant des « creux » dans les côtes de la patiente, là où le gel s'était aggloméré. Qu'on ne vienne pas me dire que le gel P.I.P. n'a pas d'incidence sur la santé. C'est un produit dangereux et toxique !

Les mois passent mais rien ne bouge. Les chirurgiens ne s'estiment pas responsables et refusent de réopérer les victimes à moindre frais alors que ce sont *eux* qui ont choisi de travailler avec cette marque d'implants, et que c'est à *eux* que les victimes ont fait confiance en tout premier lieu... Ils tiennent un discours qui se veut rassurant, quand ils ne vont pas jusqu'à se moquer ouvertement des patientes angoissées qui se présentent à eux dans l'espoir d'une aide appropriée. C'est inadmissible.

Jean-Claude Mas n'est incarcéré à titre provisoire qu'en mars 2012, pour seul et unique motif de « défaut de paiement de caution » ! Pire encore, il ne restera derrière les barreaux que quelques mois, jusqu'en octobre 2012. Le jour de sa libération, c'est un homme d'apparence misérable qui répond aux journalistes : « Je suis ruiné, je n'ai plus rien. »

Un premier procès pénal a lieu en avril et mai 2013 à Marseille. Les victimes sont surprises d'apprendre les qualifications professionnelles de certains salariés de cette entreprise : un soudeur devenu directeur du directoire, une esthéticienne devenue comptable, un pâtissier devenu assistant de production, un cuisinier devenu technicien... Bien entendu, Alexandra témoigne tout en faisant partager la détresse et les souffrances de toutes les autres victimes.

17 avril 2013, c'est le jour J, l'ouverture du premier procès P.I.P. Lorsque nous arrivons devant le palais de justice improvisé, il y a environ 400 victimes et beaucoup de journalistes venus du monde entier. Première déception, les victimes sont reléguées au fond de la salle. Deuxième déception, les prévenus ne nous feront pas face. Troisième déception, il manque à mon sens beaucoup de monde sur le banc des prévenus. Où sont tous les ex-employés de P.I.P. ? N'est-il pas inadmissible que l'A.F.S.S.A.P.S. et T.U.V. (l'organisme allemand certificateur des implants P.I.P.) ne soient pas parties civiles ? *Tous* ont joué un rôle dans cette affaire.

S'ensuivent des journées longues et fastidieuses, à regarder les responsables de ce scandale se renvoyer la balle. Mais le plus pénible a été d'entendre les victimes raconter leur calvaire. La douleur, qu'elle soit physique ou morale, est perceptible dans leurs mots et ne laisse personne indifférent, à l'exception des prévenus qui ne montrent guère d'intérêt pour les récits de *leurs* victimes.

Je vais à mon tour témoigner à la barre. Lorsque je parle des douleurs que les victimes portent malgré elles, me reviennent en mémoire les heures passées au téléphone à écouter ces femmes brisées. Je passe alors au ton accusateur et décidé de celle qui montre les bourreaux du doigt, et quitte la barre en ayant le sentiment d'avoir fait ce pourquoi j'étais là, et les applaudissements dans la salle me confortent dans cette idée. Les témoignages et les plaidoiries se poursuivent jusqu'à la clôture de ce procès éprouvant, dont le verdict ne sera rendu que sept mois plus tard.

Les principaux responsables poursuivis pour les faits de tromperie aggravée ont été reconnus coupables et condamnés par le tribunal correctionnel de Marseille le 11 décembre 2014. Alexandra était présente, accompagnée de nombreuses victimes, pour l'énoncé du jugement.

Bien que ne doutant pas un instant de la condamnation des prévenus, je m'interroge sur les peines qui vont être prononcées. Messieurs Jean-Claude Mas, Claude Couty, Thierry Brinon, Loïc Gossart ainsi que mademoiselle Hannelore Font sont tous reconnus coupables. Ce mot résonne ! Ils sont maintenant moins arrogants qu'ils ne l'étaient lors du procès.

Enfin, après presque quatre ans d'attente, une partie des responsables sont reconnus coupables par la justice. Même si les peines prononcées peuvent paraître, et sont, dérisoires.

Nous avons aussi obtenu une indemnisation spécifique pour le préjudice « d'anxiété ». C'est une première en France dans le domaine de l'erreur médicale d'indemniser le fait de craindre, tous les matins, que nos implants non encore explantés ou que le gel de silicone laissé en place puissent induire des complications pouvant se révéler graves.

Certains condamnés choisissent d'interjeter appel de cette décision, obligeant les victimes à endurer un nouveau procès en novembre 2015, devant la cour d'appel d'Aix-en-Provence. Ce dernier témoigne encore une fois d'un manque de respect évident. Les arguments de la défense nient l'évidence. S'ils ne contestent pas leur responsabilité dans l'infraction reprochée, ils combattent unanimement la dangerosité du produit. S'appuyant sur les rapports récents, la défense des cinq prévenus argue de l'absence de complication grave pour la santé des femmes concernées.

Malheureusement, il apparaît que ces études qui n'ont que cinq ans de recul ne peuvent constituer de preuves formelles afin de tenter de rassurer l'ensemble des femmes implantées par ces prothèses.

Après dix jours d'audience, le procureur a demandé dans ses réquisitions quatre ans de prison ferme avec mandat de dépôt pour Jean-Claude Mas, assortis de 75 000 euros d'amende et de l'interdiction d'exercer toute activité en rapport avec la profession médicale. La notion « mandat de dépôt » signifie que monsieur Mas devra être incarcéré le jour même de l'énoncé du jugement, soit le 2 mai 2016 si le procureur est suivi. Pour les autres prévenus, il a demandé des peines de dix-huit mois à trois ans de prison dont une partie pourra être assortie du sursis.

Aujourd'hui, nous voilà donc sans doute à la veille d'un nouveau scandale sanitaire, à plus grande échelle encore, concernant les prothèses mammaires en général. En effet, les autorités sanitaires s'inquiètent d'un nouveau cancer qui n'apparaîtrait que chez les femmes porteuses d'implants mammaires, le « lymphome anaplasique à grandes cellules ». Vingt-quatre cas, dont deux mortels, sont actuellement recensés en France, et seraient apparus uniquement chez des femmes porteuses de prothèses mammaires texturées (dont la surface n'est pas lisse), en particulier en provenance d'un fabricant américain. Quand on sait que

400 000 Françaises portent des implants mammaires, on comprend l'inquiétude manifestée par les autorités sanitaires.

Nous laisserons à Alexandra la conclusion de ce terrible gâchis humain :

> Ce que je retiens de l'affaire P.I.P., c'est que tout le système de veille sanitaire est à revoir, que la norme CE ne garantit rien puisqu'elle est donnée à l'aveuglette, que dans le domaine médical, qui est devenu un *business* lucratif, être victime est un véritable parcours du combattant et que si vous coûtez de l'argent à l'État, on fera tout pour que vous abandonniez votre lutte. À notre époque, nous ne devrions pas voir de scandales comme P.I.P., le Mediator®, ou les pilules. Dans un monde où le profit passe avant la santé, ne doutez jamais de votre force. Unissez-vous, et agissez !

Chirurgie esthétique : quand le rêve devient cauchemar

Quelle femme n'a pas rêvé un jour d'être plus belle, plus désirable, de paraître plus jeune, d'avoir une peau lisse et sans rides disgracieuses, des courbes harmonieuses et de surcroît à la bonne place ? Ceci est d'ailleurs aussi de plus en plus valable pour les messieurs. Malheureusement, la réalité n'est pas si simple et le rêve peut vite virer au cauchemar.

Lors d'une opération à visée esthétique, le médecin a une obligation de résultat sur ce qu'il s'est engagé à obtenir. Toutefois, certains experts refusent cette obligation de résultat mise à la charge du chirurgien, considérant que, dès l'instant où il intervient sur le corps humain, il existe un aléa. Celui-ci serait inhérent à toute intervention pratiquée sur le corps humain et lié aux réactions imprévisibles de ce dernier. Aussi préfèrent-ils alors parler d'« obligation de moyens renforcée », c'est-à-dire une obligation de moyens qui est appréciée beaucoup plus strictement que celle du chirurgien traditionnel. Néanmoins, les tribunaux tendent à se rapprocher d'une obligation renforcée proche d'une obligation de résultat. Vous devez toujours aborder avec beaucoup de sérieux une intervention de chirurgie esthétique (lifting, rhinoplastie, liposuccion…), même si elle peut vous paraître minime, voire anodine (injection de silicone, de botox, peeling…).

En cas de complications ou d'échec, le chirurgien vous proposera souvent une « reprise gratuite ». Cependant, il est difficile d'accepter cette solution car il y a fort à parier que vous ne souhaiterez plus être opéré par un chirurgien en qui vous n'accordez plus votre confiance. Certains peuvent aussi proposer le remboursement de tout ou partie des honoraires perçus. Si vous acceptez cette transaction amiable, il vous sera difficile de continuer une action quelconque par la suite, car vous devrez signer un document dans lequel vous vous engagez à interrompre toute poursuite en échange du remboursement. En l'absence d'un accord amiable, vous avez la possibilité d'engager une procédure devant les tribunaux. Ne perdez jamais de vue que le résultat obtenu peut être différent de celui que vous attendiez et que le chirurgien vous a montré sur son écran d'ordinateur. N'oubliez pas cette phrase qui peut expliquer bien des échecs et des rancœurs : « Le chirurgien fait les sutures, mais c'est le patient qui fait les cicatrices. »

Aussi, avant toute décision de chirurgie esthétique, il convient de se poser les bonnes questions :

- Cette intervention est-elle nécessaire pour améliorer ma vie ?
- Vais-je me reconnaître dans mon nouveau corps ?
- Vais-je supporter le regard des autres après cette chirurgie ?
- Suis-je réellement prêt à assumer les risques inhérents à cette intervention ?

Ensuite, quelques précautions élémentaires sont à prendre :

- Il ne faut jamais se faire opérer en urgence ou sur une décision hâtive. Le chirurgien doit impérativement respecter un délai de réflexion de quinze jours entre la consultation et la date de l'intervention.
- Essayez d'obtenir plusieurs avis et ne faites jamais une confiance aveugle.
- Assurez-vous que le médecin choisi a une spécialisation en chirurgie plastique, esthétique et reconstructrice (ce n'est malheureusement pas toujours le cas).
- Prenez des photographies de la zone concernée par la chirurgie, mais aussi de l'ensemble de votre corps, avant et après l'intervention, et datez-les. Certes, tout chirurgien esthétique prendra aussi de nombreuses photographies, mais, dans le cas de problèmes postopératoires, il n'est pas rare de le voir prétendre qu'il ne les retrouve plus dans son ordinateur.
- Exigez que le médecin que vous avez choisi soit celui qui vous opère. Cela peut paraître évident, mais nombre de chirurgiens délèguent leurs opérations à l'insu de leurs patients.

- Demandez à votre chirurgien de vous indiquer avec précision par écrit les suites opératoires classiques (douleur, œdème, paralysie transitoire) et les risques graves et même exceptionnels. Il vous fera d'ailleurs dater et signer un formulaire de décharge, appelé le consentement éclairé.
- Demandez un devis clair et précis que vous signerez conjointement avec le chirurgien. N'oubliez pas de garder précieusement un exemplaire de ce devis signé. Les praticiens ont la mauvaise habitude de garder l'exemplaire signé par les deux parties et de ne vous donner qu'un exemplaire non daté et non signé.
- Enfin, demandez le nom de l'assurance de votre chirurgien.

Le consentement est la pierre angulaire de toute intervention chirurgicale. Il doit être *libre*, c'est-à-dire que l'accord du patient ne doit pas être obtenu par la force ou la ruse. Le médecin ne doit pas mentir ou omettre des détails sur le traitement ou l'intervention chirurgicale dans le but d'obtenir du malade son approbation. Il doit aussi être *éclairé*, c'est-à-dire que le praticien doit donner une information simple et loyale pour permettre au malade de prendre la décision qu'il souhaite.

Il est important que les médecins consacrent à la consultation préopératoire le temps nécessaire pour donner les explications au patient concernant le déroulement de l'intervention chirurgicale, les suites opératoires classiques, les complications et les risques encourus, y compris les complications rares et exceptionnelles. Cette notion de consentement libre et éclairé du patient est impérative non seulement pour les actes chirurgicaux, mais aussi pour tous les soins dentaires (prothèses...). Vous devez toujours connaître les risques pour chaque acte et donner ainsi votre accord après réflexion (sauf cas d'urgence, bien entendu). La notion de non-consentement éclairé du malade est de plus en plus retenue par les tribunaux en cas de litige. Elle peut en effet être appliquée pour des faits remontant à plus de vingt ans, et obtenir gain de cause !

Gardez toujours à l'esprit que la chirurgie esthétique, même pour une opération anodine, comporte des risques inhérents à toute intervention chirurgicale. Les complications peuvent se présenter sous la forme de rougeurs, de douleurs, de cicatrices disgracieuses ou d'infections. Par ailleurs, l'anesthésie, qu'elle soit locale, locorégionale ou générale, présente aussi son lot de risques. Enfin, sachez que le tabagisme multiplie par quatre les risques de complications lors d'une opération chirurgicale.

Compléments alimentaires : bénéfiques ou dangereux ?

Les compléments alimentaires sont de plus en plus consommés par les Français. Il en existe pour toutes sortes d'indications : être en meilleure forme, baisser son taux de cholestérol, maigrir rapidement et sans efforts, éviter la chute précoce des cheveux, diminuer les signes du vieillissement ou tout simplement avoir une peau lisse et bronzée... Un Français sur cinq (dont les trois quarts sont des femmes) consomme ces poudres, pilules, liquides ou autres préparations aux vertus soi-disant miraculeuses. Cette industrie représente un chiffre d'affaires de plus d'un milliard d'euros par an. Plus de 500 nouveaux produits arrivent sur le marché chaque mois. Or, il convient de ne surtout pas croire que les compléments alimentaires sont inoffensifs et que seuls les médicaments seraient puissants au point d'entraîner des effets secondaires dangereux. Il faut aussi garder à l'esprit que des compléments alimentaires ne se consomment que sur une période de trois mois maximum pour limiter d'éventuels effets secondaires néfastes. Chaque année, on recense en effet plusieurs accidents mortels dus aux compléments alimentaires.

Pour le ministère des Affaires sociales et de la Santé, les compléments alimentaires sont définis comme « des denrées alimentaires dont le but est de compléter un régime alimentaire normal et qui constituent une source concentrée de nutriments ou d'autres substances ayant un effet nutritionnel ou physiologique ». Comme leur nom l'indique, ces produits ne peuvent en aucun cas remplacer un régime alimentaire normal. Ils se présentent sous différentes formes orales – comprimés, pastilles, gélules, poudres ou préparations liquides – et sont ingérés en petites quantités. Rappelons aussi que ce ne sont pas des médicaments, qu'ils n'ont aucune action thérapeutique et que, par conséquent, ils ne peuvent ni guérir, ni même prévenir une maladie.

Les compléments alimentaires les plus vendus en France sont ceux réputés faire mincir. Ils peuvent certes aider à perdre du poids, à condition de respecter en parallèle une hygiène de vie associant un régime adapté et une activité physique régulière. Les gélifiants, par exemple, sont composés de plantes qui ont la propriété d'absorber une grande quantité d'eau. Ces plantes, qu'il faut prendre avant les repas, gonflent au niveau de l'estomac et coupent ainsi l'appétit. On trouve aussi des produits drainants, souvent également à base de plantes, qui ont une action diurétique en augmentant le volume des urines. On leur prête par ailleurs une action bénéfique sur les reins et le foie. Les compléments alimentaires « brûleurs de graisses » contiennent des extraits de plantes, des vitamines et des acides aminés. On reconnaît à certains la possibilité de bloquer les graisses au niveau de l'intestin, évitant ainsi le passage dans la circulation sanguine.

La deuxième catégorie de compléments alimentaires à succès sont les vitamines et les minéraux. Mais pourquoi les ingérer ? La question mérite d'être posée car elle met en lumière un dysfonctionnement dans nos habitudes. En effet, une alimentation saine et équilibrée est censée fournir à notre organisme l'ensemble des vitamines et minéraux nécessaires à son bon fonctionnement.

Mal utilisés, les compléments alimentaires peuvent avoir des conséquences néfastes sur la santé et entraîner des effets toxiques en cas de surdosage (dépassement des doses préconisées) ou de surconsommation (prise simultanée de plusieurs compléments alimentaires). L'Agence nationale de sécurité sanitaire de l'alimentation, de l'environnement et du travail (A.N.S.E.S.) a publié en octobre 2014 un rapport dans lequel elle dénombre 1 500 cas d'effets indésirables provoqués par des compléments alimentaires, des aliments enrichis et des boissons énergisantes. Ils sont à l'origine des trois quarts de ces effets néfastes.

Comment expliquer une telle situation ? Tout d'abord, la qualité des compléments alimentaires est plus qu'aléatoire. Dans la mesure où il ne s'agit pas de médicaments, ils ne sont pas soumis à une autorisation de mise sur le marché et échappent aux contrôles scientifiques qui apportent une garantie de qualité. Seul le distributeur est responsable de la conformité de la mise sur le marché, dans le respect des normes en vigueur et sans tromper le consommateur. En outre, les compléments alimentaires sont vendus sans aucune ordonnance de prescription dans les pharmacies, les grandes surfaces, les magasins spécialisés en diététique, les magasins bio et bien entendu sur Internet. Vous devez d'ailleurs être vigilant si vous optez pour ce dernier mode d'approvisionnement : lisez leur composition, renseignez-vous sur l'interaction des différents ingrédients et sachez que si le site est localisé à l'étranger, vous risquez d'acquérir des produits contenant des substances interdites par la législation française.

Mais il n'y a pas que la qualité des compléments alimentaires qui peut être mise en doute. Leur efficacité est elle aussi sujette à caution. En l'absence d'une alimentation saine et équilibrée et d'une bonne hygiène de vie, vous êtes susceptible de présenter des carences en vitamines, minéraux et oligoéléments. Baisse de la forme, fatigue, diminution de la concentration et des facultés intellectuelles, chute des défenses immunitaires, altération de la peau... Il est tentant de penser qu'en avalant quelques pilules vous retrouverez la vitalité de vos 20 ans. La simple lecture des étiquettes et les inscriptions concernant leurs « allégations de santé » pourront d'ailleurs vous en convaincre. En effet, la législation européenne autorise les distributeurs et les fabricants de compléments alimentaires à apposer sur les étiquettes une mention expliquant qu'il est bénéfique pour la santé de consommer tel aliment ou l'un de ses composants (comme par exemple des vitamines ou des minéraux). Dans ces conditions, pourquoi se compliquer la vie en achetant et cuisinant des aliments, si vous pouvez remplacer une partie d'entre eux par une boîte de gélules ?

De grandes désillusions guettent les consommateurs de compléments alimentaires. Ainsi, une étude, présentée en 2010 au congrès mondial de l'obésité de Stockholm et concernant neuf produits amaigrissants vendus en Allemagne, a mis en évidence que ces compléments alimentaires n'entraînaient aucune perte de poids ! Pour certains scientifiques, la prise de compléments alimentaires à doses élevées et sur une longue durée favoriserait même l'apparition de certains cancers. Selon une étude de l'université de Caroline du Nord, une consommation prolongée de compléments contenant de la vitamine A augmenterait le risque d'apparition du cancer du poumon, surtout chez les fumeurs. Selon d'autres études réalisées au Canada et aux États-Unis, ceux contenant de la vitamine E accroîtraient l'apparition des cancers de la prostate, ainsi que le taux de mortalité des malades déjà atteints. Une trop grande consommation de zinc aurait les mêmes conséquences.

Encore plus préoccupant, des scientifiques avancent l'hypothèse que les compléments alimentaires auraient aussi une action néfaste sur le traitement des cancers. L'efficacité de la chimiothérapie pourrait en effet être perturbée par les compléments contenant de la vitamine C. Cependant, cette étude n'a été réalisée que sur des souris de laboratoire, et rien ne permet aujourd'hui de transposer ces résultats à l'homme.

Par ailleurs, des complications cardiovasculaires, comme des A.V.C. ou un risque accru d'infarctus du myocarde, ont été observées chez des sujets ayant consommé de grandes quantités de compléments alimentaires, en particulier ceux destinés à perdre du poids. Par exemple, la synéphrine, que l'on trouve dans l'écorce d'orange amère et à laquelle on prête des vertus amaigrissantes, déclencherait, en association avec la caféine, de l'hypertension, des troubles cardiaques et même neurologiques.

Plusieurs études montrent aussi qu'une grande consommation de compléments, à raison d'une prise quotidienne pendant plusieurs années, peut entraîner une augmentation de la mortalité. Une étude américaine concernant 41 000 femmes dont l'âge moyen est de 61 ans a mis en évidence que l'utilisation de compléments alimentaires contenant du fer accroissait la mortalité, notamment chez les sujets les plus âgées, et que celle-ci était proportionnelle à la quantité ingérée. Pour ces mêmes scientifiques, une hausse de la mortalité surviendrait avec la prise de manganèse.

Enfin, leur consommation par les femmes enceintes ou qui allaitent est proscrite en dehors de tout avis médical. On attribue à la vitamine A une augmentation des risques de malformation au cours du premier trimestre de la grossesse.

Une interaction est aussi possible entre vos médicaments et la grande majorité des compléments alimentaires. Si vous êtes fumeur, vous devez éviter les compléments alimentaires contenant des antioxydants (comme la vitamine A ou le bêta-carotène) car on pense que ceux-ci augmentent la survenue des cancers du poumon. Veillez à être vigilant en achetant des compléments alimentaires contenant un mélange de plantes, car certaines peuvent induire des complications cardiovasculaires ou contenir des substances cancérogènes (noix de muscade, cannelle, fenouil ou basilic).

Une alimentation saine et équilibrée (cinq fruits et légumes par jour, comme dit le slogan) vous permet d'éviter d'avoir recours à des compléments alimentaires. Par ailleurs, les carences en vitamines et sels minéraux sont rares. Mais il peut être difficile de résister à toutes les publicités. Évitez cependant toute automédication et prenez l'avis de votre médecin traitant avant tout achat de compléments alimentaires. L'idéal est de faire des analyses afin de doser les vitamines et les sels minéraux et de dépister d'éventuelles carences. Cette démarche permet de se faire prescrire des compléments strictement adaptés aux besoins et d'éviter les interactions avec les médicaments.

Privilégiez les circuits traditionnels sécurisés pour vous fournir et n'achetez pas de produits sur Internet, surtout à l'étranger. Par ailleurs, les cocktails de plantes sont à proscrire, ainsi que les pilules miracles regroupant plusieurs composants et associant des vitamines et de la caféine. En résumé, allez consulter votre médecin et achetez vos compléments alimentaires en fonction de vos stricts besoins, pour un temps limité, dans les pharmacies ou les espaces diététiques des grandes surfaces ou des magasins spécialisés.

L'amiante mortel

Après avoir connu ses heures de gloire, l'amiante fait désormais peur. Pour s'en convaincre, il suffit de se rappeler le périple du porte-avions Clemenceau, renfermant des tonnes d'amiante dans sa coque, et dont plusieurs pays ont refusé de voir le « désamiantage » s'effectuer dans leurs ports entre 2003 et 2009.

L'amiante est un matériau qui possède des propriétés physiques et chimiques spécifiques et dont le prix de revient est peu élevé. Incombustible, il constitue un bon isolant thermique et électrique et résiste à la traction et à l'action corrosive des produits chimiques. Grâce à ses propriétés, il a trouvé de multiples applications dans l'industrie, en particulier dans le bâtiment (agent ignifuge, isolation des tuyaux et des chaudières, gouttières et joints d'étanchéité, revêtements de sol...) et dans l'industrie automobile et ferroviaire (garnitures de freins, pots d'échappement, joints et garnitures de fenêtres...).

L'utilisation intensive de l'amiante a débuté vers 1930. À partir de cette date, des milliers de tonnes d'amiante ont été posés, tant au sein des bâtiments publics que des habitations privées. Après la constatation de nombreuses maladies graves dues à l'amiante, l'utilisation de ce matériau a diminué à partir de 1970. Malheureusement, même si l'amiante n'est plus utilisé aujourd'hui, il en reste de grandes quantités dans les bâtiments au niveau de leur structure ou de leurs équipements (tuyaux, chaudières, isolation...). Les différentes maladies induites par l'inhalation des fibres d'amiante apparaissant après un délai de vingt à cinquante ans après l'exposition au matériau, cela signifie que nous sommes au début de l'apparition massive des cancers et autres maladies liés à l'amiante.

Plombiers, électriciens, maçons, chauffagistes, couvreurs... 900 000 professionnels sont potentiellement exposés à l'amiante dans le cadre de leur travail. Et beaucoup en sous-estiment le risque. Or, la situation est inquiétante : tous les bâtiments dont les permis de construire ont été délivrés avant le 1er juillet 1997 sont susceptibles de contenir de l'amiante. Selon les prévisions du Haut Conseil de la Santé publique, « l'amiante devrait être responsable de 100 000 décès jusqu'en 2050 ». La France devrait donc connaître dans les prochaines années une épidémie de cancers dus à l'amiante, dont le point culminant est attendu entre 2020 et 2025. Pour le dire autrement, un tiers des retraités français seront concernés !

De graves maladies

L'amiante présente un risque pour la santé lorsque les fibres se détachent des matériaux et se propagent dans l'air ambiant. En l'absence de précautions particulières, les fibres peuvent être inhalées, pénétrer les voies respiratoires et se déposer dans les alvéoles des poumons. Hormis les plaques pleurales, les trois principales maladies liées à l'exposition aux fibres d'amiante sont l'asbestose, le cancer du poumon et le mésothéliome.

Les plaques pleurales désignent une lésion bénigne de la plèvre, c'est-à-dire de la paroi qui enveloppe les poumons. Elles ne déclenchent aucun signe clinique et de ce fait sont découvertes à l'occasion d'examens radiologiques systématiques, souvent dans le cadre de la surveillance des personnes qui ont été exposées à l'amiante. Les plaques pleurales se rencontrent chez plus de 50 % des personnes qui ont été en contact important avec l'amiante. Ce pronostic est bon dans la majorité des cas.

L'asbestose est une maladie due à l'accumulation des fibres d'amiante dans les alvéoles des poumons. Ces fibres sont enveloppées de tissu cicatriciel, ce qui va rendre les poumons de moins en moins élastiques. La personne atteinte présente des difficultés à respirer, avec des essoufflements. La période de latence est de quinze à vingt ans après la première exposition. L'asbestose est une maladie irréversible qui continue à évoluer, même après l'arrêt de l'exposition aux fibres d'amiante. Maladie « irréversible », elle s'aggrave peu à peu, diminuant la capacité respiratoire et provoquant, à terme, le décès.

L'exposition aux fibres d'amiante multiplie par cinq le risque de développer un cancer du poumon. Ce risque devient cinquante fois plus élevé si l'exposition à l'amiante est associée à l'usage du tabac. Le cancer du poumon se déclare trente à quarante ans après l'exposition initiale aux fibres d'amiante.

Enfin, le mésothéliome est une forme rare de cancer de l'enveloppe des poumons et de la cavité abdominale, dont les principaux symptômes sont l'essoufflement et l'apparition de douleurs abdominales. Le mésothéliome, dont la première cause est l'inhalation d'amiante, n'apparaît également que trente à quarante ans après l'exposition initiale à l'amiante.

Bien que ces quatre maladies constituent les affections les plus connues et les plus fréquentes, l'amiante serait à l'origine d'autres maux tout aussi graves : cancer du larynx, cancer du système gastro-intestinal (en particulier de l'œsophage), de l'estomac et des intestins, cancer du rein.

Une législation trop tardive

En France, l'asbestose ne fut reconnue maladie professionnelle qu'en 1945 et il fallut attendre 1977 et la première grande campagne contre l'amiante pour obtenir un règlement limitant l'empoussièrement en amiante dans l'air. En 1954, le risque de cancer du poumon était établi. Quant aux mésothéliomes (cancers de la plèvre et du péritoine), leur relation certaine avec l'exposition à l'amiante est connue depuis 1960. Toutefois, les premiers textes réglementaires sur l'amiante et la santé ne concernaient que l'aspect « réparation » (reconnaissance de la maladie professionnelle en 1945) ! Il faudra attendre plus de trente ans pour voir des textes définissant les mesures d'hygiène et de contrôle, et interdisant les flocages à base d'amiante. Différents décrets réduiront l'utilisation de l'amiante avant d'aboutir à son interdiction définitive sous ses formes les plus nocives en janvier… 1997. Or, nous côtoyons toujours l'amiante resté dans les bâtiments, mais aussi dans les trains ou les automobiles que nous utilisons, voire dans la vie quotidienne avec nos grille-pain, nos joints de fours et de cuisinières et nos tuyaux en éverite par exemple.

Sachez que les « maladies de l'amiante » sont au premier rang des maladies professionnelles en France. Une maladie est dite « professionnelle » si elle est la conséquence directe de l'exposition d'un travailleur à un risque chimique ou biologique, ou qu'elle résulte des conditions dans lesquelles il exerce son activité. En principe, la victime qui en est atteinte bénéficie d'une « présomption d'imputabilité » qui la dispense du fardeau de la « preuve de l'origine professionnelle » de la maladie. Ces dernières années, de nombreuses victimes de l'amiante ont engagé des procédures contre les industriels responsables de négligence d'information et de protection envers leurs employés. Les juges ont conclu que les employeurs avaient commis des « fautes inexcusables ».

Les industriels ne sont pas les seuls à devoir être montrés du doigt. « La mise en cause de l'État dans une affaire de santé publique est l'une des raisons pour lesquelles l'instruction patine », indiquait Odile Barral, du syndicat de la magistrature. Ces paroles sont citées par la journaliste Nolwenn Weiler, qui travaille autour des problématiques de santé et d'environnement, dans un article du 11 octobre 2012. En effet, outre les industriels gros consommateurs d'amiante (l'entreprise Eternit, la S.N.C.F., les chantiers de l'Atlantique, l'équipementier automobile Valeo), il faudrait aussi explorer les responsabilités d'autres intervenants du *lobbying* proamiante et en particulier le Comité permanent amiante (C.P.A.). Ce comité, créé en 1982, avait pour vocation d'améliorer la gestion de l'amiante et de prévenir les risques pour la santé. Il était composé d'industriels, de scientifiques, de représentants des ministères et d'organisations syndicales. Or, il était en relation avec le pouvoir politique de l'époque, ce qui pourrait expliquer que des mesures en faveur de la poursuite de l'utilisation de l'amiante ont été prises, en particulier par les ministères du Travail et de la Santé ! C'est d'ailleurs en sa qualité de directrice des relations du travail de 1984 à 1987 au ministère du Travail que Martine Aubry fut inquiétée dans ce dossier et mise en examen, en novembre 2012, pour homicides et blessures involontaires.

En effet, une action pénale est en cours depuis de nombreuses années. L'instruction de « *l'affaire de l'amiante* » dont la juge Marie-Odile Bertella-Geffroy avait la charge, s'articule autour de deux axes. D'une part, une inertie des pouvoirs publics français, suspectés de n'avoir pas pris la mesure des risques encourus par les ouvriers en contact avec l'amiante. Mais aussi, d'autre part, un immense *lobbying* industriel destiné à prolonger l'usage de cet « *isolant miracle* » pourtant réputé cancérigène depuis les années 1950.

Car ce n'est qu'en 1977, soit 46 ans après l'Angleterre, que la France prendra le premier décret limitant le taux d'empoussièrement de l'amiante. Dès 1978, le Parlement européen préconise des recherches pour utiliser des produits de remplacement sûrs. En 1983, une directive européenne accentue les mesures de précaution. La France ne va traduire cette mesure qu'en 1987, alors que, dès 1986, la Suisse et le Danemark interdisent totalement l'amiante. De fait, en France, l'alerte sanitaire ne sera véritablement donnée qu'en 1994, déclenchant le processus d'interdiction qui aboutira en 1997. Entendue au pôle financier du tribunal de grande instance de Paris, Martine Aubry estimait n'avoir reçu aucune alerte de la part des autorités françaises laissant penser que les normes ne protégeaient pas les ouvriers.

Pourtant, pour la magistrat, des signes existaient et auraient dû justifier des mesures plus rapides. En mars 2013, la garde des Sceaux Christiane Taubira a décidé de décharger la juge Marie-Odile Bertella-Geffroy de ses fonctions au pôle de santé du tribunal de grande instance de Paris. En effet, depuis une réforme de 2011, le chef d'une juridiction spécialisée ne peut se maintenir plus de dix ans à son poste. Par application du décret, Marie-Odile Bertella-Geffroy a donc quitté le pôle de santé publique en laissant derrière elle un travail inachevé.

Cette décision va enterrer ou tout au moins ralentir de plusieurs années l'action pénale dans le dossier amiante. Plus grave encore, en juin 2014, la chambre de l'instruction de la cour d'appel de Paris a annulé les mises en examen de plusieurs protagonistes du scandale de l'amiante, dont Martine Aubry et cinq membres du Comité permanent amiante (C.P.A.) qui ne seront pas renvoyés devant les tribunaux. Le 14 avril 2015, Martine Aubry a été mise définitivement hors de cause. En effet, la Cour de cassation a rejeté le pourvoi que les victimes avaient formé contre la décision. Cette affaire concernait en particulier l'exposition à l'amiante des salariés de l'usine Ferodo-Valeo de Condé-sur-Noireau dans le Calvados. Seules huit personnes restent mises en examen, dont six anciens directeurs ou employés de l'usine de Condé-sur-Noireau. Cette décision de la Cour de cassation va priver les victimes de l'amiante d'un grand procès qui aurait permis de condamner les responsables de cette catastrophe sanitaire.

En Italie, deux anciens dirigeants d'Eternit (le plus gros producteur français d'amiante avant l'interdiction en 1997) ont été condamnés à plusieurs années de prison. En France, la justice traîne, certes faute de moyens, mais aussi en raison de l'absence d'une volonté claire du gouvernement d'éclaircir cette dramatique affaire. Plus de dix-huit ans après le premier dépôt de plainte, des dizaines de milliers de victimes attendent toujours un procès pénal et la justice semble ne pas vouloir condamner les responsables.

Afin de tenter de réparer les préjudices subis par les victimes, le Fonds d'indemnisation des victimes de l'amiante (F.I.V.A.) a été créé. Il est réglementé par la loi du 23 décembre 2000 et le décret du 23 octobre 2001. Le F.I.V.A. est un établissement public administratif dont le conseil d'administration est présidé par un magistrat de la Cour de cassation et composé de représentants de l'État, de partenaires sociaux, d'associations de victimes et de personnalités qualifiées. Les victimes de pathologies liées à l'exposition à l'amiante ainsi que leurs ayants droit peuvent obtenir du F.I.V.A. la réparation de leurs préjudices. Cette indemnisation complète celle réalisée par ailleurs, notamment par les régimes de Sécurité sociale, pour assurer une réparation intégrale. Le F.I.V.A. permet ainsi d'éviter aux victimes une procédure contentieuse. Chaque victime reçoit une offre d'indemnisation pour tous les postes de préjudices reconnus par les tribunaux.

Peuvent être indemnisées par le F.I.V.A. toutes les personnes qui, pendant leur activité professionnelle, ont subi une exposition certaine à l'amiante et ont développé une maladie induite par l'inhalation des fibres d'amiante, ainsi que leurs ayants droit, généralement les membres de la famille (conjoint, enfants, frère, sœur, parents...). Cette indemnisation est aussi étendue à ceux qui se sont trouvés à proximité de l'amiante, même en dehors de leur travail (victimes environnementales). Nous avons par exemple rencontré des femmes victimes de maladies pour avoir nettoyé pendant des années les vêtements de travail souillés d'amiante de leur mari.

Où en est-on aujourd'hui ?

Le scandale sanitaire lié à l'amiante est loin d'être terminé. Dans un rapport, le Haut Conseil de la Santé publique estime que l'amiante sera encore responsable de 100 000 décès entre aujourd'hui et 2050. Ces estimations alarmantes sont d'ailleurs confirmées par l'Institut de veille sanitaire. Actuellement, on considère qu'il existe un risque lorsque la concentration de fibres d'amiante par litre d'air dépasse 5 fibres. Selon un communiqué de l'Union sociale pour l'habitat, « l'ensemble des constructions allant des années 1960 jusqu'au début des années 1990 peut être concerné par l'amiante ». Cela représente plus de quinze millions de logements, dont trois millions de logements H.L.M., et ainsi plusieurs dizaines de millions de personnes. Le désamiantage des seuls immeubles H.L.M. pourrait s'élever à 2,4 milliards d'euros par an. Aussi, des décisions s'imposent, mais les pouvoirs publics ne semblent pas prendre la mesure exacte de ce grave problème de santé publique.

À l'heure actuelle, nous sommes tous entourés d'amiante. Et pour longtemps ! Certains matériaux libèrent spontanément des fibres d'amiante, comme les flocages, les calorifugeages, les faux plafonds, les tresses, les cartons et certains enduits. D'autres ne les libèrent que lors d'une intervention (perçage, découpage, décapage, ponçage...), comme les dalles vinyle-amiante et les produits amiante-ciment (éverite). Il convient alors de prendre quelques précautions ! Avant d'intégrer un logement, demandez un diagnostic amiante, y compris pour les parties communes dans le cas d'un appartement. Et avant d'entreprendre des travaux, renseignez-vous sur la nature des sols (dalles vinyle-amiante par exemple), des peintures, des flocages et des faux plafonds. De même, avant de pratiquer des travaux de perçage, découpage, décapage, ponçage, faites-en un maximum en plein air, ventilez la pièce et mettez un masque de protection, des gants et des vêtements adaptés.

Bien entendu, dans le cas d'un désamiantage, il convient de faire appel à des professionnels agréés, car les règles de confinement des locaux et des matériaux amiantés doivent être strictement respectées.

De même, si votre profession vous amène à être en contact avec de l'amiante, il est nécessaire de passer une visite médicale tous les ans, avec une première consultation avant la prise du poste. Par ailleurs, des radiographies pulmonaires et des épreuves fonctionnelles respiratoires doivent être réalisées de façon régulière. Les travailleurs qui ont côtoyé l'amiante peuvent bénéficier d'une surveillance post-professionnelle gratuite, prise en charge par la Sécurité sociale. Une consultation médicale et un scanner thoracique sont conseillés tous les cinq ans en cas d'exposition forte à l'amiante. Précisez à votre médecin référent votre passé de travailleur exposé à l'amiante. Il pourra demander des radiographies pulmonaires classiques, les compléter par un scanner thoracique en cas de doute, et éventuellement vous adresser à un pneumologue.

Si vous avez développé une maladie liée à l'amiante, vous pouvez demander une prise en charge auprès de votre centre d'assurance maladie qui vous accordera soit un capital, certes modique, pour les plaques pleurales, soit une rente mensuelle pour les autres types de pathologie, après une enquête qui dure de trois à six mois. Vous avez aussi la possibilité de constituer un dossier pour le Fonds d'indemnisation des victimes de l'amiante qui, après étude des documents que vous aurez transmis, vous proposera éventuellement une indemnisation plus conséquente (capital et rente). Pour la démarche auprès du F.I.V.A., nous vous conseillons vivement de vous rapprocher d'une association de victimes de l'amiante qui sera à même de vous aider pour la constitution de votre dossier. Elle étudiera aussi la proposition d'indemnisation faite par le F.I.V.A. afin de savoir si elle est conforme à votre maladie et aux jurisprudences de la cour d'appel de votre région.

CHAPITRE 4

Les scandales à venir

Certains scandales sanitaires ont déjà provoqué de nombreuses victimes et continuent d'en faire, comme l'amiante pour laquelle il semble acquis, en s'appuyant sur les estimations du Haut Conseil de la Santé publique, de l'Institut national de veille sanitaire et du Centre international de recherche sur le cancer, que le bilan sera de 3 000 à 4 000 morts par an jusqu'en 2050. Pour d'autres cas, par exemple les lignes à haute tension, les téléphones portables, les cigarettes électroniques et les éoliennes, l'inquiétude grandit, en particulier chez les scientifiques et les médecins. Des dysfonctionnements de l'organisme humain à cause de ces produits sont certains, mais il est difficile d'en définir l'ampleur au sein de la population pour les années à venir.

Principe de précaution et principe de prévention

Face aux nouveaux dangers potentiels qui grondent telle une menace, mais dont nous ne connaissons pas encore avec certitude les risques réels, deux principes essentiels s'imposent : le principe de précaution et celui de prévention.

Le principe de précaution est une notion qui préconise l'adoption de mesures de protection avant que des preuves scientifiques complètes démontrent l'existence d'un risque. Une action ne devrait pas être différée parce que l'existence d'un danger n'est pas encore prouvée scientifiquement. C'est pourquoi, dans le doute, des dispositions sont prises pour éviter les dangers et les complications liés à un risque potentiel sur la santé ou l'environnement.

La prévention consiste, quant à elle, à prendre des mesures pour éviter qu'une situation ne se dégrade, ou qu'un accident, une épidémie ou une maladie ne survienne. Dans le cas où le danger est démontré, l'objectif de la prévention est de réduire la probabilité d'apparition de ce risque. Il existe alors une action de prévision et de protection pour tenter d'écarter le risque ou, au moins, en limiter l'étendue et les conséquences. Par exemple, nous connaissons tous les mesures de prévention des accidents domestiques, de la route, du travail, ou encore des suicides et des risques concernant la santé (maladies cardiovasculaires, cancers ou maladies infectieuses).

Lignes à haute tension : risque ou désinformation ?

Les lignes à haute tension sont problématiques pour la santé des citoyens. La question de leur risque est légitime, même si aucune réponse précise n'est à ce jour disponible de la part de la communauté scientifique. Cependant, certaines décisions de justice ont reconnu la nocivité des lignes à très haute tension sur les animaux. Concernant les humains, les plaintes et les enquêtes sanitaires se multiplient sans réponse claire suffisante de la part de la justice ou des médecins ! Ce qui ne manque pas d'alarmer les riverains. En France, des troubles variés ont été mis en évidence dans plusieurs exploitations situées à proximité de lignes. Par exemple, à Tulle, l'ensemble d'un troupeau de vaches et de cochons présentait des hématomes, des hémorragies, des problèmes respiratoires, digestifs et surtout cardiaques, induits pas les multiples décharges reçues au contact de pièces de métal chargées en électricité. Dans le Calvados, des vaches ont souffert de maladies à répétition, de problèmes de fertilité et d'inflammation des mamelles. La justice semble bien embarrassée pour statuer et les jugements ne satisfont personne. Certaines enquêtes déjà publiées à l'étranger évoquent même des risques de leucémie chez les enfants. Faut-il donc enterrer les lignes à haute tension ou déplacer les habitants ? Encore une fois, les intérêts ne manqueront pas de s'affronter.

Le réseau de lignes à haute (H.T.) et très haute tension (T.H.T.) en France s'étend sur environ 100 000 km. Il est géré par la société Réseau de transport d'électricité (R.T.E.). On estime à environ 350 000 le nombre de Français qui vivent à proximité de ces lignes à haute et très haute tension. La circulation du courant électrique dans ces lignes crée des champs magnétiques à très basse fréquence. Et l'interaction des champs magnétiques va créer des courants électriques dans les tissus biologiques. Une question se pose alors : ces champs magnétiques sont-ils dangereux pour la santé humaine, et plus particulièrement pour les enfants ?

Les ondes électromagnétiques produites par les lignes à haute tension sont appelées « à basse fréquence » (au contraire des ondes émises par les téléphones portables par exemple, qui sont à haute fréquence). Une onde traduit la façon dont le champ varie dans l'espace. De la même manière qu'une vague qui se déplace à la surface indique la variation de la hauteur de l'eau, l'onde caractérise la variabilité des champs électriques et magnétiques en tout point. Ses caractéristiques sont la fréquence, la longueur d'onde et l'amplitude. La fréquence, exprimée en hertz, donne le nombre de fois qu'un maximum (ou un minimum) est atteint par seconde. La longueur d'onde, exprimée en mètres, marque la distance entre deux maxima. L'amplitude indique la hauteur du sommet et traduit l'intensité du phénomène. L'onde électromagnétique la plus courante est la lumière et, d'ailleurs, toutes les ondes électromagnétiques se déplacent à la vitesse de la lumière.

Pour se rendre compte de l'effet des ondes électromagnétiques, il suffit de tenir à la verticale un tube de néon sous une ligne à très haute tension (400 000 volts) : il s'allume tout seul. Le champ électromagnétique créé par la ligne à très haute tension ionise le gaz qui se trouve à l'intérieur du tube et provoque un phénomène de photoluminescence. Il en est de même en disposant un fil métallique tendu entre deux piquets, isolé du sol et non relié à une source d'électricité. Le contact avec ce fil provoquera une décharge électrique dans votre corps, témoignant ainsi de la présence du courant dans le fil. Il se passe donc bien quelque chose sous les câbles.

Des risques conséquents pour la santé

Les champs électriques et magnétiques ont donc des effets sur le corps humain qu'ils traversent. Mais qu'en est-il pour la santé ? Pour de nombreux scientifiques, il n'y aurait « vraisemblablement » pas de risque. Mais le terme « vraisemblablement » laisse planer le doute... Trois types de maladies font débat : l'électrohypersensibilité, les pathologies neurodégénératives et les leucémies.

L'électrohypersensibilité définit un ensemble de symptômes variés et non spécifiques d'une pathologie particulière (maux de tête, problèmes digestifs, nausées, douleurs articulaires, vertiges, irritabilité, fatigue, difficultés de concentration, perturbations du sommeil, picotements, brûlures, perte de mémoire, perturbations auditives et visuelles...). Certaines personnes attribuent spontanément ces symptômes à une exposition aux champs électromagnétiques. Pour le professeur Dominique Belpomme, cancérologue et président de l'Association pour la recherche thérapeutique anticancéreuse (A.R.T.A.C.), les malades appelés électrosensibles (E.H.S.) sont difficiles à comptabiliser, mais représenteraient de 1 à 10 % de la population. Ils pourraient augmenter jusqu'à 25 % à la fin du siècle. Officiellement, il n'a pas été démontré de lien causal à ces différents troubles et certains scientifiques parlent d'un effet « nocébo », c'est-à-dire d'une nuisance imaginée, mais qui peut engendrer des effets réels sur la santé. Un concept qui renvoie le patient électrosensible tant à une maladie avérée qu'à une forme de paranoïa ! Des diagnostics préliminaires ont été posés en France alors que l'électrohypersensibilité est déjà reconnue comme un handicap en Suède. Une anecdote illustre bien cet effet nocébo. En avril 2009, plusieurs médias ont évoqué une plainte collective des habitants de la ville de Saint-Cloud, en banlieue parisienne, suite à l'installation de deux antennes-relais à proximité de leurs logements. Ces victimes faisaient état de symptômes graves, comme des saignements de nez, des maux de tête, des vertiges... Pourtant, ces antennes n'étaient pas encore branchées et donc inoffensives.

Un rapport de l'Office parlementaire d'évaluation des choix scientifiques et technologiques (O.P.E.C.S.T.) suggère par ailleurs la possibilité d'un lien entre certaines maladies neurodégénératives, en particulier la maladie d'Alzheimer, et les champs électromagnétiques, hypothèse concernant les conducteurs de trains en Suisse.

Quant à la leucémie, il s'agit d'une maladie qui se caractérise par la production d'un trop grand nombre de globules blancs immatures qui, en quittant la moelle osseuse, vont circuler dans le sang et envahir tous les organes. À partir d'une étude réalisée en France entre 2002 et 2007, les chercheurs ont observé une augmentation du risque de leucémie chez l'enfant de moins de cinq ans, habitant à moins de 50 mètres d'une ligne à très haute tension. Cependant, si l'on admet l'existence d'un lien entre la leucémie de l'enfant et les champs électromagnétiques, précisons que le risque est faible (moins d'un cas de leucémie aiguë de l'enfant de moins de 15 ans par an). Néanmoins, des recherches supplémentaires doivent être menées en ce qui concerne la leucémie lymphoïde aiguë chez l'enfant.

Les résultats controversés des études scientifiques

On peut donc penser que le courant électrique a des effets sur les êtres vivants. Le Centre de recherche et d'information indépendant sur les rayonnements électromagnétiques (C.R.I.I.R.E.M.) a réalisé en 2008 une étude sur les conséquences sanitaires des lignes à très haute tension. Il a comparé des personnes exposées à une ligne à très haute tension et des personnes non exposées. Les conclusions de cette étude nous laissent perplexes :

- Apparition de troubles de la mémoire, de l'audition et du sommeil, maux de tête et états dépressifs chez les riverains proches des lignes à haute tension ;
- Augmentation des découvertes de leucémies, de cancer du sein et de la thyroïde chez les riverains exposés aux champs électromagnétiques ;
- Apparition de courants électriques parasites dans les structures métalliques (portails, abreuvoirs, clôtures...) pouvant perturber les animaux ;
- Perte de poids, nervosité, agressivité, hésitation, ralentissement de la croissance, modification de la production de lait chez les animaux ;
- Augmentation des anomalies de fonctionnement des appareils électriques et électroniques.

Une étude britannique mettant en vis-à-vis les lignes à haute tension et les cas de leucémie chez l'enfant a été publiée en 2008 par des chercheurs de l'université d'Oxford. Portant sur plus de 29 000 enfants souffrant de cancer, dont 9 700 de leucémie, elle a montré que le risque de leucémie augmente de 69 % pour les enfants dont le domicile se trouve à moins de 200 mètres de lignes à haute tension au moment de leur naissance. Et ceux domiciliés à une distance comprise entre 200 et 599 mètres voient le risque augmenter de 23 % par rapport aux enfants nés à plus de 600 mètres d'une ligne.

Mais les scientifiques cultivent l'ambiguïté ! D'après le Centre international de recherche contre le cancer (C.I.R.C.) de l'Organisation mondiale de la santé (O.M.S.), « ce n'est pas l'exposition aux lignes à haute tension qui serait possiblement cancérogène, mais le champ magnétique, quelle qu'en soit l'origine, et dans des circonstances aussi précises que rarement rencontrées ». Pour le C.I.R.C., les lignes de transport de l'électricité ne représentent que 20 % des expositions les plus élevées aux champs magnétiques d'extrême basse fréquence. Les autres expositions proviennent des transports et des applications domestiques de l'électricité. Le C.I.R.C. a classé les champs électromagnétiques émis par les lignes à haute tension comme cancérogène possible, à un niveau identique à celui du plomb et de l'essence. Selon un inventaire de l'ensemble des publications scientifiques internationales effectué par le Comité scientifique sur les risques émergents et nouvellement identifiés pour la santé (S.C.E.N.I.H.R.) de la Commission européenne, « s'il existe une association, dans certaines études épidémiologiques, entre les courants électromagnétiques émis par les lignes et une forme rare de leucémie chez l'enfant, aucun élément nouveau n'est intervenu et l'éventuelle relation de cause à effet reste indéterminée ». De la même façon, des liens existeraient entre les champs électromagnétiques et la maladie d'Alzheimer, mais aucune relation de cause à effet n'a pu être démontrée.

En 2007, l'Organisation mondiale de la santé avait considéré comme « insuffisantes » les preuves scientifiques d'un possible effet sanitaire à long terme. Il n'est peut-être pas inutile de rappeler qu'« insuffisantes » ne veut pas dire « inexistantes » et que nous parlons de la santé de chacun d'entre nous. L'Institut national de veille sanitaire (I.N.V.S.) considère d'ailleurs qu'en France, « le risque est faible et difficile à cerner, mais pas pour autant négligeable ». Pourtant, le 28 mars 2009, l'ancienne secrétaire d'État à l'Environnement, Nathalie Kosciusko-Morizet, faisait état de ses doutes en déclarant : « Ces rayonnements électromagnétiques posent un certain nombre de problèmes, on est loin de tout savoir sur cette question, je voudrais que l'on fasse plus de recherches sur ce sujet. » Le 29 janvier 2009, au cours d'une table ronde au Sénat, Pierre Le Ruze, professeur de physiologie et membre du C.R.I.I.R.E.M., insistait sur les dangers des lignes T.H.T. Pour ce spécialiste, « les gens ressentent des perturbations comme irritabilité, maux de tête, nausées, pertes de mémoire, perturbations auditives, visuelles, cutanées, troubles du sommeil… ». Aujourd'hui, les choses commencent à bouger, mais trop lentement ! La loi Abeille, votée par le Parlement le 29 janvier 2015 et relative à la limitation des ondes électromagnétiques, prend enfin en compte le problème de l'électrohypersensibilité. Dans ces conditions et devant une incertitude scientifique, il conviendrait sans nul doute d'appliquer le principe de précaution concernant les lignes à haute et très haute tension en France.

Quelles pistes envisager ?

Outre les lignes à haute tension, vous pouvez être confronté à des ondes électromagnétiques :

- Si vous résidez dans une agglomération de plus de 2 000 habitants ;

- Si vous empruntez les transports en commun (T.G.V., R.E.R., T.E.R., métro, tramway) ;
- Si vous fréquentez les centres commerciaux, les aéroports (portiques de détection) ;
- Si vous utilisez des appareils alimentés par des prises électriques (aspirateur, four, appareils électroménagers, radio-réveil, cumulus électrique...).

Les activités professionnelles, mais aussi de loisirs (sport en plein air, pêche...), peuvent présenter des risques si vous les pratiquez sous les lignes de transport d'électricité. Et si vous portez un dispositif médical (stimulateur cardiaque, défibrillateur implantable, implant cochléaire...), parlez-en à votre médecin et redoublez de vigilance. Il est en effet impossible d'éliminer toute interférence entre les dispositifs médicaux et les champs électromagnétiques. Cependant, selon les scientifiques, le risque est faible.

Une préconisation avait néanmoins été proposée lors du Grenelle de l'environnement. Il s'agissait d'imposer une limite de 100 à 200 mètres entre chaque ligne à haute tension et les constructions qui l'entourent. Malheureusement, cette recommandation n'a pas été retenue... Pourtant, l'Agence française de sécurité sanitaire de l'environnement et du travail (A.F.S.S.E.T.) a récemment mis en cause les lignes à haute tension et recommande « de ne plus augmenter le nombre de personnes sensibles exposées autour des lignes de transport d'électricité à très haute tension et de limiter l'exposition ». Des habitations ne devraient pas être construites à proximité des lignes et l'implantation de nouvelles lignes devrait en tenir compte. Il ne faut pas ignorer que les terrains proches des lignes électriques ont un prix d'achat plus bas et attirent une population à faible revenu. Pour éviter tout risque sanitaire, l'option serait l'enterrement des lignes à haute tension, mais le coût est dix fois plus élevé que pour les lignes aériennes et il existe aussi des contraintes techniques.

De plus, un décret de la loi Grenelle 2 définit désormais les modalités de surveillance et de contrôle des ondes que ces lignes émettent. Une inspection de l'ensemble du réseau électrique devrait être terminée pour fin 2017, et chacun aura la possibilité de prendre connaissance de l'intensité électromagnétique des lignes électriques françaises, *a fortiori* de celles proches de son domicile ou de son lieu de travail. Une étude de l'A.F.S.S.E.T. concernant les risques de leucémie chez le jeune enfant propose une nouvelle évaluation dans les prochaines années. Les riverains de lignes de transport d'électricité demandent aussi une surveillance épidémiologique.

Aujourd'hui, retenons que les conclusions des différentes études menées sont contradictoires. Cependant, personne ne peut nier que les champs électromagnétiques traversent le corps humain et les différents tissus de l'organisme. Même si, en l'état des connaissances actuelles, aucun lien de causalité n'a pu être démontré entre l'exposition aux champs électromagnétiques et la santé humaine et animale, une extrême prudence s'impose. N'oublions pas que pour les victimes de l'amiante, les maladies, en particulier des cancers pulmonaires, apparaissent entre vingt et trente-cinq ans après la première exposition, sans aucun symptôme pendant cette longue période.

Téléphonie mobile : la vigilance s'impose

La plupart des risques liés aux cancers ne peuvent être démontrés qu'au bout de quinze ans pour la cigarette et trente à quarante ans pour l'amiante. Aussi, en ce qui concerne l'utilisation des téléphones portables, il est évident que nous ne disposons pas du recul nécessaire. Certaines études auraient montré un risque plus important de tumeurs du nerf auditif et du cerveau chez les utilisateurs précoces et fréquents. D'autres, menées en Europe et aux États-Unis, ne permettent pas de conclure à une augmentation du risque de cancer au niveau des régions exposées (tête et cou). Personne ne peut cependant nier qu'il existe là encore une pénétration des ondes électromagnétiques dans le corps humain. Dans la mesure où aucune nocivité certaine des mobiles n'a été démontrée, mais en l'absence de certitude scientifique d'innocuité totale, le principe de précaution devrait donc s'appliquer de toute urgence pour les téléphones portables.

Les technologies de transmission par radiofréquences, utilisées pour les téléphones et le Wifi, sont en plein développement. De nouveaux modèles de téléphones, dont certains destinés aux enfants, apparaissent en continu sur le marché. La téléphonie mobile est une technologie récente qui a fait l'objet de nombreux travaux et publications scientifiques dans le monde. Les matériels nécessaires à son fonctionnement – les téléphones et les antennes-relais – génèrent toujours des inquiétudes au sein des populations. À ce jour, les travaux expérimentaux sur les effets de l'exposition aux ondes émises par les téléphones ne permettent pas d'affirmer de manière formelle leur caractère nocif. Mais il convient de rester vigilants et de poursuivre les études.

Si l'on considère la puissance des mobiles, les ondes électromagnétiques n'ont pas d'effet sur les gènes des cellules ; en d'autres termes, elles ne sont pas « génotoxiques », ce qui exclut le risque de cancer. Toutefois, d'autres maladies pourraient être induites et les avis sont partagés. Certains travaux tendent à démontrer qu'il n'existe pas de lien entre les téléphones portables et l'apparition de symptômes tels que sensation de chaleur, maux de tête, fatigue. Mais des travaux sur l'animal auraient mis en évidence que ces ondes électromagnétiques pourraient modifier la barrière entre le sang et le cerveau et permettre à des substances toxiques de pénétrer dans les cellules nerveuses. Ces travaux ont été réalisés dans des conditions expérimentales et sont controversés, mais on peut se demander ce qu'il adviendrait si ces résultats étaient transposables à l'espèce humaine.

Divers effets biologiques ou physiologiques associés aux ondes des téléphones (modification du tracé de l'électroencéphalogramme, raccourcissement des délais de réaction à certains tests...) sont évidents, mais ces effets ne peuvent être considérés comme nocifs en l'état actuel de nos connaissances. Les données scientifiques n'indiquent aucune sensibilité particulière des enfants aux rayonnements induits par les téléphones portables ; cependant, leur cerveau est plus fragile car il est en plein développement.

Enfin, l'usage des S.M.S. se multiplie et diminue l'exposition de la tête aux ondes électromagnétiques. Un mot nouveau vient même d'apparaître à ce propos dans la terminologie médicale : le *Text Neck*, c'est-à-dire des douleurs apparaissant au niveau du cou en lien avec l'envoi des textos. Plus de 180 milliards de messages sont envoyés en France chaque année, soit plus de 5 400 textos par seconde ! De plus en plus de jeunes consultent pour des maux de tête, des douleurs du cou et des épaules, dont la cause serait une mauvaise posture au cours de l'utilisation fréquente et de longue durée des téléphones portables, mais aussi des tablettes et des ordinateurs. C'est ce que l'on appelle les troubles musculosquelettiques, ceux qui induisent d'ailleurs le plus de maladies professionnelles en France.

Les antennes-relais

La téléphonie mobile utilise des ondes électromagnétiques pour la transmission de données entre un téléphone portable, mobile, et un relais, fixe, relié au réseau, appelé station de base. La puissance des rayonnements qu'elles émettent est plus faible que la puissance de ceux reçus des émetteurs de radios et de télévision. Contrairement à ce qui a pu être affirmé, les stations de base ne produisent aucun autre champ électromagnétique que celui pour lequel elles ont été conçues. Cela signifie que les symptômes décrits par les personnes habitant à proximité des stations de base ne sont pas spécifiques et se rencontrent dans toute population préoccupée ou anxieuse. Cependant, nombreux sont ceux qui prétendent souffrir de la présence de stations de base de téléphonie mobile à proximité de chez eux. Des mouvements de protestation collectifs se développent contre l'implantation de nouvelles stations au voisinage des zones d'habitation ou pour demander le démontage d'antennes posées à proximité de bâtiments accueillant des enfants. Ces actions de protestation constituent une véritable question de santé publique et un facteur de désarroi social. Cette situation s'explique par la multiplication très rapide de stations de base sur tout notre territoire, sans que les consommateurs n'en fassent la demande, ainsi que par une politique plutôt opaque des opérateurs. Retenons enfin que certains facteurs modifient notre exposition aux ondes des antennes :

- *L'altitude du lieu.* Les maisons situées dans des creux par rapport à une antenne reçoivent moins de rayonnement.
- *La distance entre le lieu et l'antenne.* Plus la distance est grande, plus les ondes perdent de leur puissance. En effet, elles peuvent rencontrer des obstacles (constructions, végétation) ou être déviées (objets et constructions métalliques).
- *La direction de l'antenne.* Le rayonnement est plus important si on se trouve dans l'axe de l'antenne.
- *Le moment de la journée et la période de l'année.* L'exposition aux ondes dépend du nombre de communications passant par l'antenne-relais. Ce nombre est plus élevé à certains moments de la journée et à certaines périodes de l'année (les fêtes de fin d'année, par exemple).

Des expériences controversées qui interpellent

Plusieurs institutions ont conduit des études sur les rayonnements émis par les téléphones portables. À l'université de Clermont-Ferrand, un plant de tomate a été exposé à un champ électromagnétique pendant dix minutes. Dans les feuilles, les chercheurs ont évalué les variations de l'expression de trois gènes intervenant dans les réponses aux stress environnementaux : après l'exposition, l'expression de ces gènes est trois à cinq fois plus importante qu'en temps normal. Même si le reste de la plante est protégé, l'exposition d'une seule feuille provoque le même effet sur l'ensemble de la plante. Ces résultats nous interpellent, mais ne sont pas transposables à l'homme et ne permettent aucunement d'en déduire l'existence d'un risque sur les tissus humains.

Une équipe de l'université Purdue, en Indiana, aux États-Unis, a découvert qu'après deux heures d'exposition, l'expression de 221 gènes de cellules humaines a augmenté. Après 6 heures d'exposition, c'est 759 gènes qui sont concernés. Les gènes liés à la mort cellulaire sont particulièrement concernés, au contraire de ceux liés à la réaction aux chocs thermiques. Le problème réside dans le fait qu'il ne suffit pas de détecter de tels effets génétiques pour en déduire des conséquences biologiques majeures.

Des scientifiques de l'université de Los Angeles, en Californie, ont étudié les impacts de l'utilisation du téléphone portable pendant la grossesse. L'éventualité d'un lien entre l'usage du portable pendant la grossesse et des troubles du comportement chez l'enfant a été évoquée. D'après cette étude, les fœtus exposés aux ondes auraient 54 % de risques supplémentaires de présenter des désordres du comportement, comme une hyperactivité ou des perturbations émotionnelles. Cependant, les auteurs de cette étude ne peuvent expliquer les raisons de cette association, ni le mécanisme biologique sous-jacent.

Des chercheurs de l'université de Vienne ont soumis des cellules de tissu humain à une exposition continue ou intermittente d'hyperfréquences pendant plusieurs heures. Ils ont constaté des effets sur l'A.D.N. : les brins simples et doubles étaient lésés. L'exposition continue aurait moins de conséquences néfastes que l'exposition intermittente, ce qui permet d'éliminer l'impact thermique. Ces résultats ont fait l'objet de critiques acerbes, allant jusqu'à l'accusation de manipulation des données.

Mais un des effets, peut-être le plus sournois, de ces ondes serait l'altération de la barrière sang-cerveau, qui a pour fonction de protéger le cerveau en empêchant l'accès à des substances qui lui sont nocives. Cependant, ce barrage laisse passer, tant du sang vers le cerveau que du cerveau vers le sang, de nombreuses substances indispensables au bon fonctionnement, soit du cerveau, soit du reste du corps. Sur ce plan, la propriété des micro-ondes d'abîmer la barrière sang-cerveau est bien connue des expérimentateurs de médicaments. La modification de la perméabilité de ce barrage sous l'action des micro-ondes tend à aboutir à une augmentation ou une diminution du flux de certains composants du sang à travers cette barrière. Ainsi, des substances contenues dans le sang, comme les sucres par exemple, peuvent voir leur quantité croître ou baisser, perturbant le bon fonctionnement du cerveau et de l'organisme.

Plus grave encore, la modification de la perméabilité de la barrière sang-cerveau par les micro-ondes engendre parfois l'apparition dans le cerveau de substances qui devraient rester dans le sang. C'est le cas par exemple de l'albumine, indispensable dans le sang mais véritable poison pour le cerveau, où elle peut provoquer des lésions des cellules nerveuses. Il en va de même avec certains métaux comme le fer, le cuivre, le mercure, l'aluminium ou le manganèse, suspectés d'induire des maladies de dégénérescence du système nerveux central telles les maladies de Parkinson et d'Alzheimer. L'intensité de l'impact des micro-ondes sur la barrière sang-cerveau dépend de la puissance du champ électromagnétique et de la durée d'exposition. Cette action peut expliquer des symptômes qui surviennent très rapidement après une exposition aux micro-ondes, comme les maux de tête ou les vertiges. Dès lors, le parallèle avec les ondes des téléphones devient évident.

De vrais dangers

Nous avons déjà abordé le phénomène de l'électrohypersensibilité au sujet des lignes à haute tension. Les conclusions sont les mêmes dans le cas des téléphones portables. Mais d'autres effets des ondes sont à noter. La téléphonie mobile émet des ondes de haute fréquence (de 900 à 2 000 MHz), dont la longueur est de l'ordre de quelques centimètres. Ces dernières ne traversent pas les tissus humains de part en part. Cependant, elles sont en partie absorbées, c'est-à-dire qu'elles y déposent leur énergie et que le corps est alors échauffé. C'est essentiellement la circulation sanguine qui se charge de l'évacuation de cette chaleur. Cet impact thermique est le seul qui fasse consensus pour expliquer les conséquences des ondes sur la santé. Le métabolisme de notre corps est optimisé pour fonctionner à 37,5 °C. Les protéines, comme le blanc d'œuf, coagulent à une température de 57 °C. Il est certain qu'à une telle chaleur, les fonctions vitales de l'organisme sont détruites. Par contre, une température corporelle supérieure de quelques degrés à celle acceptable pour le corps humain (41 °C) peut altérer les protéines véhiculées par le sang.

À ce jour, l'apparition de cancers liés aux ondes électromagnétiques des téléphones portables n'est pas prise en compte par les scientifiques. En effet, compte tenu du niveau de puissance utilisé dans les téléphones portables, les ondes électromagnétiques n'auraient pas d'impact significatif sur les gènes de nos cellules et le risque de cancer devrait donc être exclu. Mais le doute persiste. Ainsi, l'O.M.S. considère les champs électromagnétiques de nos téléphones portables comme un « cancérogène possible ». De plus, nous savons que le temps de latence entre une exposition à un agent cancérogène et l'apparition des premiers signes d'une maladie est toujours de plusieurs dizaines d'années.

Enfin, le tabagisme passif et ses conséquences sur l'organisme humain sont une réalité. Or, sur le même principe, nous pouvons subir contre notre gré les ondes de nos voisins, celles de leur téléphone ou de leur boîtier Wifi. En outre, les antennes-relais situées dans les centres commerciaux ou le métro nous « arrosent » à notre insu. Un jour, peut-être, nous verrons des pathologies initiées, des années plus tôt, par cette « téléphonie passive ».

Comment se préserver ?

Tout d'abord, il est possible de manifester son mécontentement et son désaccord au moment de l'enquête publique concernant l'installation d'une antenne-relais. Faire démonter une antenne déjà en place est beaucoup plus difficile que de s'opposer à son installation. Vous pouvez exprimer votre refus à titre individuel, mais une action collective, par le biais d'une association par exemple, sera beaucoup plus efficace.

Si une antenne est implantée à proximité de chez vous, évitez de placer dans votre logement des éléments sur lesquels les ondes électromagnétiques se réfléchissent, comme de grands miroirs ou des structures métalliques. Tentez de relier toutes les structures métalliques à la terre. Une bonne mise à la terre de votre installation électrique est impérative. En effet, les ondes électromagnétiques suivent les câbles électriques qui entrent dans votre maison.

Sachez que les fenêtres, même avec du double vitrage, protègent moins des ondes que les murs. Il est donc préférable de positionner les tables, fauteuils et lits (à armature en bois de préférence) loin des ouvertures. Il est aussi conseillé d'interposer entre l'antenne et votre habitation des barrières végétales (arbres, buissons, haies) qui absorberont les ondes électromagnétiques. Privilégiez les vêtements et sous-vêtements en fibres naturelles (coton, soie, laine, lin…) afin d'éviter l'accumulation de l'électricité statique sur votre corps. Enfin, si vous envisagez de déménager, choisissez si possible un lieu d'habitation éloigné des antennes, ou au moins qui ne soit pas situé dans l'axe d'une antenne-relais. Évitez les immeubles qui ont une antenne sur le toit ou un appartement qui se trouve juste à hauteur d'une telle installation. Une maison avec une cave et de gros murs extérieurs est mieux protégée. L'épaisseur des murs favorise la diminution de l'intensité des rayonnements électromagnétiques. La cave peut être un « lieu refuge », car la terre faisant écran aux ondes, la puissance de celles-ci est nettement inférieure à celle observée dans les étages ou au rez-de-chaussée.

Les ondes des téléphones portables sont réputées dangereuses pour les enfants, les femmes enceintes, les personnes âgées, les malades immunodéprimés, les personnes hypersensibles aux rayonnements électromagnétiques. Quant à l'utilisation du téléphone mobile, elle doit être proscrite si vous prenez des médicaments (en particulier des gouttes pour les yeux), si vous portez des lunettes à monture métallique, si vous avez des dispositifs médicaux métalliques implantés dans le corps (pacemaker, pompe à insuline, neurostimulateur), lors de périodes de fatigue, de stress ou de dépression, et bien évidemment en cas de maladie grave.

Et pour tous, des sensations de chaleur et des maux de tête peuvent apparaître au cours de l'utilisation de votre portable. Ces symptômes augmentent avec le nombre d'appels et leur durée. Réservez donc l'emploi du téléphone pour les choses indispensables. De plus, pour limiter les risques, des dispositifs dits « antiradiations » ou « bioprotecteurs » existent. Il s'agit de petites plaquettes que l'on place sur les portables ou de puces électroniques que l'on incorpore à la batterie du téléphone. Un des derniers dispositifs mis sur le marché consiste en un patch, de fabrication française, collé au dos de votre téléphone mobile et qui pourrait supprimer une partie de son rayonnement. L'antenne, intégrée à l'autocollant, diminuerait les émissions d'ondes sur la face avant de votre téléphone, qui est en contact direct avec vous. Mais les avis divergent en ce qui concerne l'efficacité de ces solutions. Comme la sensibilité aux ondes de chacun d'entre nous est différente, vous pouvez expérimenter ces systèmes et constater s'ils vous sont bénéfiques.

Dans tous les cas, évitez au maximum le contact du téléphone avec la tête, pour préserver le cerveau des ondes. Le risque le plus important se situe au moment où vous allumez votre téléphone (quand l'appareil cherche à se connecter au réseau) ou quand vous vous déplacez (votre téléphone cherche en permanence à localiser une antenne-relais). Le kit mains libres filaire diminue les risques, mais gardez à l'esprit qu'il est désormais interdit au volant. Ne portez pas non plus votre mobile sur vous, en particulier dans la poche du pantalon (attention aux organes génitaux) ou dans une poche de poitrine (près du cœur). Votre portable, même en veille, continue à émettre des ondes, il est donc conseillé de l'éteindre si vous n'en avez pas une utilité immédiate.

Notons que le mauvais temps – brouillard, neige ou pluie – augmente la puissance d'émission de l'appareil car les communications sont plus difficiles. Lorsqu'un orage éclate, il est conseillé d'éteindre son portable pour supprimer tout risque d'électrocution. De même, proscrivez l'usage du téléphone dans les lieux où l'on peut rencontrer des substances inflammables (essence, alcool, éther), comme dans les stations-service ou les hôpitaux.

De manière générale, ne l'utilisez pas dans les lieux où le réseau est insuffisant, comme les caves ou les parkings souterrains. Votre mobile y émet des ondes électromagnétiques plus puissantes qu'en situation normale. Si vous utilisez votre portable dans un véhicule en déplacement (voiture, train, tramway...), l'appareil cherche en permanence une antenne-relais et augmente aussi sa puissance d'émission. Pour la même raison, privilégiez les conversations brèves là où les antennes-relais sont peu nombreuses (en zone rurale par exemple). Enfin, lorsque vous achetez un téléphone, outre le *design*, l'ergonomie, la taille de l'écran ou la puissance de la batterie, n'oubliez pas de contrôler la valeur du débit d'absorption spécifique (D.A.S.) de l'appareil afin qu'elle soit la plus faible possible. Cette précision est inscrite sur l'emballage et ce paramètre est en rapport avec l'effet thermique produit.

Que nous réserve l'avenir ?

Il n'existe pas à l'heure actuelle de preuve scientifique démontrant que l'usage des téléphones portables présente un risque certain pour la santé. Partant du principe que cette hypothèse ne peut être exclue, des groupes d'experts invitent chacun d'entre nous à adopter une attitude inspirée du principe de précaution. Il convient donc d'être particulièrement méfiant car les résultats de certaines études, toujours contestables mais qui ont le mérite d'exister, sont inquiétants.

Les données des pays nordiques et du Royaume-Uni nous indiquent que le risque d'avoir un cancer du cerveau augmente de 40 % chez les personnes ayant utilisé leur téléphone depuis plus de dix ans, à raison de plus de quinze heures par mois. La tumeur a tendance à se développer du côté où vous mettez votre téléphone portable. En mai 2014, l'unité Inserm-897 de Bordeaux a publié une étude démontrant que « l'utilisation massive du téléphone portable, supérieure ou égale à 896 heures de communications dans une vie, serait associée au développement de tumeurs cérébrales ». La conclusion est que « chez ces personnes, le risque d'avoir une association positive entre l'utilisation de leur téléphone portable et le développement de tumeurs cérébrales est augmenté pour celles qui téléphonent plus de quinze heures par mois ». Aussi, nous devons faire face à une nocivité du téléphone portable pour les cellules du cerveau, en particulier chez les jeunes.

Les deux études les plus récentes, menées par les chercheurs de l'University Hospital d'Obrero en Suède et par l'Institut de santé publique et d'épidémiologie de Bordeaux, ont déterminé que l'utilisation du téléphone mobile augmente de 30 % le risque de gliome, forme rare de tumeur cérébrale. Pour le docteur Gaëlle Coureau et ses confrères de l'université de Bordeaux, le risque de gliome, cancer agressif qui atteint les cellules du cerveau, serait doublé chez les utilisateurs intensifs de téléphone portable. Rappelons que l'on admet une durée normale maximale d'utilisation de quinze heures par mois.

Certains chercheurs émettent la possibilité d'une relation entre l'utilisation du téléphone mobile et l'autisme. Ainsi, pour l'ensemble du territoire des États-Unis, entre 1992 et 2003, des chercheurs ont mis en évidence une relation entre le nombre de cas d'autisme dans les écoles et le nombre de téléphones vendus. L'accroissement des cas d'autisme pourrait aussi avoir un lien avec une exposition des femmes enceintes, et donc des fœtus, aux ondes émises par les téléphones portables. Une exposition de dix minutes seulement augmente la fréquence cardiaque du fœtus et diminue la quantité de sang éjectée par le cœur à chaque battement. Pour d'autres scientifiques, l'exposition d'un enfant à des ondes de téléphone portable durant sa vie intra-utérine, mais aussi après sa naissance, accroît le risque d'apparition de troubles comportementaux lors de sa scolarisation, comme par exemple l'hyperactivité.

Toutefois, d'autres études se veulent plus rassurantes, mais la prévention est nécessaire dès lors qu'un risque est envisageable. Alors, faut-il attendre, sans rien faire, l'apparition de complications sanitaires gravissimes dans dix, vingt ou trente ans ? Le professeur Belpomme a étudié les problèmes d'électrohypersensibilité sur plus de 1 200 malades. Il emploie des mots forts, comme « déni scientifique », pour caractériser l'attitude des scientifiques et des pouvoirs publics face à une future

« catastrophe sanitaire de grande envergure ». Selon lui, on assistera à un « scandale mille fois plus important que celui de l'amiante, car il concerne des milliards d'individus qui abusent du portable ». Il est également persuadé que l'utilisation abusive du téléphone portable (plus de vingt minutes par jour) pourrait favoriser l'apparition de la maladie d'Alzheimer.

Vers une nouvelle législation ?

Le *lobbying* des fabricants de téléphones portables est puissant et l'indépendance des experts suscite des polémiques. Aux États-Unis, des liens ont été dénoncés entre l'International Epidemiology Institute de Rockville, dans le Maryland, et le fabricant Motorola. En France, la loi dite « Abeille », du nom de sa rapporteuse Laurence Abeille, a été votée le 29 janvier 2015 et vise à encadrer et réguler la téléphonie mobile sans en interdire le développement. Il est important de signaler qu'il s'agit du premier texte en France qui instaure une démarche de précaution face aux risques sanitaires potentiels induits par les antennes-relais, les téléphones portables et les autres technologies sans fil.

Chaque nouvelle mise en place d'antenne-relais doit respecter une procédure d'information préalable. Les appareils sans fil sont proscrits dans « les espaces dédiés à l'accueil, au repos et aux activités des enfants de moins de 3 ans ». Une campagne d'information et de sensibilisation concernant « l'usage responsable et raisonné » des terminaux mobiles et des appareils utilisant des radiofréquences (kit mains libres) doit être mise en place. En même temps, le gouvernement doit fournir au Parlement un rapport sur les personnes atteintes du « mal des ondes » et souffrant d'électrohypersensibilité.

La publicité pour un téléphone portable est désormais contrainte de recommander l'usage d'un dispositif limitant l'exposition de la tête aux ondes électromagnétiques. Il convient d'attendre la promulgation de tous les décrets d'application de cette loi publiée au Journal officiel le 10 février 2015.

Avec l'adoption de cette loi, un grand pas a été franchi. Un nouveau principe, celui de la limitation de l'exposition du public aux champs magnétiques, est admis dans le droit français. De nombreux pays comme la Belgique, la Pologne, le Luxembourg, la Grèce, mais aussi la Chine, la Russie et l'Inde ont fait le choix de diminuer la puissance des antennes-relais, obligeant les opérateurs à en multiplier le nombre. Car l'actualité récente semble donner raison aux plus pessimistes. Un jugement du 25 août 2015 au tribunal du contentieux de l'incapacité de Toulouse reconnaît, après expertise médicale, que la plaignante Marine Richard, âgée de 39 ans, est atteinte du syndrome d'hypersensibilité aux ondes électromagnétiques dont « la description des signes cliniques est irréfutable ». En effet, elle souffre de maux de tête, de picotements et de troubles du sommeil. Dans ce jugement, il est estimé que sa déficience fonctionnelle est de 85 % avec « restriction substantielle et durable pour l'accès à l'emploi ». Que la justice reconnaisse l'existence d'un handicap dû aux ondes électromagnétiques est une première en France et en Europe.

Cigarette électronique : pas si inoffensive ?

En France, l'utilisation de la cigarette électronique, ou « e-cigarette », est depuis plusieurs années en forte croissance. Fin 2013, on comptait 7 millions de « vapoteurs » en Europe. Au printemps 2015, on estimait qu'il existait en France 400 000 « vapoteurs » et 1,5 million de « vapoteurs-fumeurs » réguliers, qui se partagent entre le tabac et l'e-cigarette. Devant cette popularité, un salon spécialisé a été consacré à cette technologie à Paris. Comparée aux patchs, chewing-gums et autres substituts nicotiniques, la cigarette électronique a changé le quotidien de centaines de milliers de fumeurs de tabac.

Inventée par un scientifique chinois, Hon Lik, au début des années 2000, ce n'est qu'en 2007 qu'elle apparaît en France. Sa fabrication se situe pourtant toujours quasi exclusivement en Chine. En revanche, certaines recharges sont fabriquées dans d'autres pays. Reconnue moins nocive pour la santé que la cigarette classique, il est cependant difficile d'admettre une innocuité totale et les avis scientifiques divergent à ce sujet. De plus, nous n'avons pas le recul suffisant pour juger des effets à long terme pour le fumeur qui utilise la cigarette électronique, mais aussi pour les tiers qui respirent la vapeur rejetée. En août 2014, l'O.M.S. a recommandé aux États d'interdire la vente des cigarettes électroniques aux mineurs et leur usage dans les lieux publics, estimant qu'elles représentaient une grave menace pour l'adolescent et le fœtus. La méconnaissance des substances absorbées renforce la controverse sur les dangers de cette nouvelle cigarette. Comme pour d'autres dispositifs (téléphones portables, lignes à haute tension) ou matériaux (amiante), sans un recul de plusieurs dizaines d'années, le principe de précaution doit s'imposer.

Les risques de la nouveauté

La cigarette électronique produit de la fumée en chauffant, grâce à une résistance, un liquide contenu dans un « atomiseur ». La composition de ce liquide est variable. Elle inclut généralement de la nicotine, du glycérol, du propylène glycol et une multitude d'arômes au choix.

La nicotine, par la libération de dopamine au niveau du cerveau, entraîne une sensation de bien-être. Cette sensation est obtenue plus vite avec la cigarette électronique qu'avec une cigarette classique. Des pneumologues estiment que le « vapotage » est moins nocif pour la santé que la fumée de cigarette. Pourtant, l'O.M.S. a classé la nicotine en « substance très dangereuse ». L'Union européenne a trouvé un accord qui fixe le plafond de la nicotine dans les cartouches (20 mg de nicotine par ml) et les recharges (maximum de 2 ml par recharge). La cartouche est le réservoir de la cigarette électronique destiné à recevoir l'e-liquide. La recharge est un récipient contenant le liquide (aux saveurs diverses) qui permet de remplir la cartouche. Une loi reprenant ces dispositions devrait être effective en France en 2016 ou 2017. Pour Jean-François Etter, professeur de santé publique à la faculté de Genève, « toutes les formes de consommation de nicotine qui n'utilisent pas la combustion sont recommandées ». Le problème dans la cigarette électronique est que nous réalisons nous-même notre mélange, et donc nous risquons de forcer sur la dose de nicotine ou d'autres composants. Les vapoteurs qui fabriquent leurs liquides sont rares, mais tous les ingrédients nécessaires sont disponibles sur Internet. Par ailleurs, la nicotine contenue dans les e-liquides entretient, ou crée, une dépendance à l'instar de la cigarette classique. Il faudrait qu'elle soit considérée comme une aide au sevrage pour les fumeurs avérés. Enfin, certains jeunes commencent à fumer grâce à la cigarette électronique et personne, à ce jour, ne peut évaluer le risque de passer ensuite à la cigarette classique.

Plus de 8 000 liquides sont proposés dans le commerce. Une simple visite dans un magasin spécialisé vous permet d'en trouver une multitude. Ces liquides sont composés de différents arômes, mais on y trouve aussi des « exhausteurs de goût » qui font ressortir les saveurs (goût vanillé, sucré...) et des « additifs » pour procurer des sensations de froid (effet glaçon), un effet acidulé ou un parfum de fumée grillée. De même, des « équilibreurs d'arômes » rendent le résultat plus homogène. Il s'agit à chaque fois d'une véritable recette, d'une « potion magique », d'un mélange de plusieurs produits. C'est justement là que réside tout le danger.

L'hygiène de la cigarette électronique laisse aussi à désirer. Comme elle est réutilisable, l'embout accumule les germes et les bactéries. C'est un peu comme si vous mangiez avec une cuillère sans jamais la nettoyer. De plus, au cours du vapotage, la chaleur produite par la vapeur entraîne une dilatation des bronches et peut contribuer à la dissémination de germes dans les poumons.

En août 2014, l'O.M.S. a indiqué que l'inhalation des vapeurs émises par les cigarettes électroniques pouvait constituer un grave danger pour les femmes enceintes. Il existe peu d'études scientifiques sur ce sujet, mais cette prise de position doit nous faire réfléchir sur le risque potentiel pour la femme enceinte, et donc le fœtus, d'une exposition active (femme enceinte fumant des cigarettes électroniques) ou passive. Des études de cas cliniques sont nécessaires pour s'assurer que la cigarette électronique est une alternative réellement saine pour les fumeuses n'arrivant pas à arrêter de fumer pendant la grossesse. Il est capital que toute fumeuse enceinte en parle à son médecin généraliste ou à son gynécologue pour un avis médical. Mais la décision finale restera toujours un choix personnel.

Selon une étude de l'Institut national de la consommation, outre la nicotine, les cigarettes électroniques feraient inhaler au consommateur toutes sortes de substances comme le formol, l'acroléine ou l'acétaldéhyde. Ainsi, en septembre 2013, l'association 60 millions de consommateurs citait ces produits en précisant que « les cigarettes électroniques peuvent émettre des composés potentiellement cancérogènes en quantité significative ». Des scientifiques auraient aussi décelé des traces de métaux lourds comme le nickel et le chrome. Autant de substances dangereuses, toxiques, cancérogènes, dont la teneur varie d'une cigarette électronique à l'autre. Des scientifiques américains ont démontré que la vapeur des cigarettes électroniques induit sur certaines cellules bronchiques précancéreuses des modifications comparables à celles provoquées par la fumée du tabac. Mais cela n'établit pas que la vapeur des cigarettes électroniques soit capable de créer des cellules cancéreuses sur un tissu sain. Il est donc indispensable d'étudier les différents effets de la cigarette électronique sur l'homme, et cela sur le long terme.

Toujours en août 2014, l'O.M.S. a demandé à tous ses États membres « d'interdire les inhalateurs aux arômes de fruits, de bonbons et de boissons alcoolisées jusqu'à ce que des données empiriques montrent qu'ils n'exercent pas d'attrait sur les mineurs ». Elle recommande aussi « d'interdire la vente des cigarettes électroniques aux mineurs et d'interdire leur usage dans les lieux publics fermés ». Personne ne nie aujourd'hui l'existence d'un tabagisme passif, c'est-à-dire l'inhalation par l'entourage de la fumée des cigarettes. On découvrira alors peut-être un jour un « vapotage passif ».

Comment bien utiliser la cigarette électronique ?

Si vous associez les cigarettes classiques et le vapotage, les risques pour votre santé ne vont pas beaucoup diminuer. Pour Yves Martinet, professeur de tabacologie au C.H.U. de Nancy, « ce qui tue, ce n'est pas le nombre de cigarettes fumées par jour mais plutôt le nombre d'années de tabagisme ». Si vous désirez arrêter de fumer, mieux vaut choisir des traitements dont les effets sont connus, comme les patchs, les gommes ou les inhalateurs. Si vous choisissez la cigarette électronique, elle ne doit être qu'une étape pour arriver au sevrage total. La cigarette électronique semble, en l'état actuel des connaissances, beaucoup moins nocive que la cigarette classique, mais gardez toujours à l'esprit qu'elle peut se révéler dangereuse dans l'avenir. Si vous n'avez jamais fumé de tabac, n'essayez pas la cigarette électronique pour faire comme les autres ou ressentir de nouvelles sensations. Le risque est grand que cette e-cigarette, à cause de la nicotine qu'elle contient, vous rende dépendant.

La cigarette électronique est-elle donc une alternative à la cigarette ou un nouveau problème de santé publique à retardement ? Seul l'avenir nous le dira. Mais dans le doute, le principe de précaution doit s'appliquer. Dans cette optique, la publication le 29 septembre 2015 des résultats d'une campagne de vérification entreprise en 2014 par la Direction générale de la concurrence, de la consommation et de la répression des fraudes (D.G.C.C.R.F.) montre de nombreuses anomalies concernant la sécurité des cigarettes électroniques. Cette enquête conclut à une non-conformité de 90 % des liquides prélevés et de près de la totalité des chargeurs. La D.G.C.C.R.F. a noté que « l'étiquetage n'est pas adapté à la composition du produit analysé », par exemple le taux de nicotine. Les étiquettes se sont révélées trompeuses ou mensongères. Par ailleurs, 6 % de ces produits ont été jugés dangereux pour des motifs d'absence d'étiquetage de danger (absence du pictogramme de tête de mort, indispensable en présence de nicotine) ou d'absence de dispositif de fermeture de sécurité pour les enfants. Concernant les chargeurs, sur les quatorze modèles analysés, « treize ont été déclarés non conformes, dont neuf dangereux en raison de chocs électriques liés à un défaut d'isolation ». Cet organisme précise avoir procédé « à plus de 1 300 saisies de produits non conformes ou dangereux et à plus de 56 000 retraits et/ou rappels de la commercialisation ». Un étiquetage non conforme ne rend pas un produit dangereux pour autant, mais il est appréciable que les autorités soient aux aguets.

Selon le groupe d'études de marché Xerfi, le commerce de la cigarette électronique français pesait 395 millions d'euros en 2014 et atteindra 450 millions d'euros en 2018. Cependant, cette extrapolation semble trop optimiste car le marché de la cigarette électronique commence déjà à s'essouffler. Le nombre de magasins en France devrait passer de 2 500 à 2 000 dans ce même laps de temps.

Éoliennes : des dégâts sanitaires possibles

La montée en puissance de l'énergie éolienne terrestre, supposée bénéfique sur le plan écologique, s'accompagne de graves nuisances et de scandales multiples. Pensons à la triste défiguration des paysages, à la dépréciation immobilière des zones concernées et aux soupçons de corruption dans les processus qui ont permis leur installation. Mais le plus inquiétant est que les éoliennes terrestres pourraient être à l'origine de dégâts sanitaires dont l'importance va croître avec l'augmentation du parc.

Actuellement, la France compte plus de 5 500 éoliennes installées et l'objectif du gouvernement et des industriels est de doubler la capacité à l'horizon 2020. Cependant, des habitants proches des éoliennes se plaignent d'un bruit obsédant, un ronronnement permanent qui perturbe la qualité du sommeil. L'ombre des pales se projetant au sol peut aussi revêtir un effet lancinant, et l'émission d'infrasons provoquer des acouphènes. On évoque désormais un véritable « syndrome éolien », alliant des troubles du sommeil, des céphalées, des vertiges et des acouphènes. Déjà, en 2006, l'Académie de médecine avait recommandé d'implanter les éoliennes à une distance minimum de 1 500 mètres de toute habitation. Les médecins allemands viennent, quant à eux, d'attirer l'attention des pouvoirs publics sur les nuisances des éoliennes. En France, les témoignages commencent à affluer : pollution visuelle, effet stroboscopique des pales, flashs nocturnes, perturbations des radios et des téléviseurs, bruits et infrasons. Certains scientifiques pensent déjà qu'il s'agit d'un problème de santé publique qui pourrait prendre de graves dimensions si l'implantation des éoliennes n'était pas sévèrement contrôlée.

CHAPITRE 5

ASSURANCES : ATTENTION DANGER !

Bienvenue dans le monde sans pitié des assurances ! Dans le cadre d'un dommage corporel causé par un accident de la circulation ou du travail, un accident domestique, une erreur médicale ou une agression, chacun d'entre nous traite avec une compagnie d'assurances. Dans tous ces cas, un médecin expert d'assurance évalue nos préjudices, et un régleur de l'assurance établit une proposition d'indemnisation. Si nous avons affaire à notre propre compagnie dans le cas d'un accident de la route sans tiers responsable (assurance Responsabilité conducteur) ou d'un accident domestique (assurance Garantie accidents de la vie), nous serons amenés à être en contact avec la compagnie adverse, c'est-à-dire celle de l'auteur du dommage corporel (conducteur fautif, médecin, établissement de soins), dans le cas d'un accident avec tiers responsable.

N'oubliez jamais que vous êtes novice et que la partie est toujours rude. Dans le cas de négociations amiables suite à une erreur médicale, vous pourrez apprécier l'attitude pour le moins équivoque des médecins experts mandatés (et payés) par les compagnies d'assurances qui défendent les médecins ou les établissements hospitaliers et les cliniques privées.

Dans le cas d'une action en justice, les assurances font preuve d'une mauvaise foi évidente. Elles vont jusqu'à contester les conclusions du médecin expert désigné par la Commission de conciliation et d'indemnisation ou par le tribunal, pourtant réputé d'une totale impartialité, et utilisent toutes les voies de recours possibles pour retarder votre indemnisation. Pour les victimes atteintes de graves préjudices physiques, des assurances font traîner la procédure d'indemnisation de façon manifeste, espérant en secret que le décès intervienne. Car, pour le dire avec des mots crus, une victime décédée coûte en toute logique moins cher à indemniser qu'un tétraplégique qui a la mauvaise idée de survivre. Pour vous permettre de vous défendre à armes égales, nous vous livrons ici quelques petits secrets des compagnies d'assurances.

Les bases de l'indemnisation

Incapacité permanente partielle (I.P.P.) ou Déficit fonctionnel permanent (D.F.P.)

L'incapacité permanente partielle correspond à la réduction du potentiel physique, psychosensoriel ou intellectuel dont reste atteinte la victime. L'expert ne peut calculer l'incapacité permanente partielle qu'après la consolidation, ce moment où les différentes lésions se sont fixées, ont pris un caractère permanent et ne nécessitent plus de traitement (sauf pour éviter une aggravation). Il est alors possible d'apprécier un certain degré d'incapacité fonctionnelle constituant un préjudice définitif.

Après la consolidation, l'expert peut déterminer l'I.P.P. (ou D.F.P.). Bien entendu, l'I.P.P. correspond uniquement aux séquelles en relation directe, certaine et exclusive avec l'accident. Le taux d'I.P.P. varie de 1 à 100 %. La valeur d'indemnisation du point fluctue, d'une part en fonction du pourcentage de l'I.P.P., et d'autre part en fonction de l'âge de la victime.

Il semble important de vous signaler que vous êtes toujours en droit de refuser, au moment de la consolidation, une nouvelle intervention chirurgicale qui vous serait proposée, même si elle est réputée pouvoir améliorer votre handicap. Le médecin expert doit évaluer votre déficit fonctionnel en tenant compte de votre état, sans vous imposer une intervention qui pourrait, peut-être, améliorer votre état de santé et donc diminuer votre indemnisation.

La notion de préjudice

Les préjudices sont représentés par les conséquences d'un dommage sur le plan physique, moral ou professionnel. Ils sont de plusieurs sortes dont notamment :

- Le préjudice fonctionnel, temporaire ou permanent représente les atteintes aux fonctions physiologiques de la victime, mais aussi la douleur permanente qu'elle ressent, la perte de la qualité de vie et les troubles dans les conditions d'existence qu'elle rencontre au quotidien après sa consolidation.
- Les souffrances endurées, physiques et morales, désignées aussi sous le nom de *quantum doloris* ou *pretium doloris*, correspondent à toutes les souffrances physiques et psychiques, ainsi que les troubles associés, que la victime endure pendant sa maladie trau-

matique, c'est-à-dire du jour de l'accident à celui de sa consolidation (et cela indépendamment du préjudice fonctionnel).

- Le préjudice esthétique est l'ensemble des disgrâces dynamiques et statiques imputables au médecin ou au dentiste et persistant avant et après la consolidation.
- Le préjudice d'agrément correspond à l'impossibilité définitive de pratiquer une activité spécifique de loisir. Il est lié à la preuve d'une activité ludique ou sportive exercée avant l'accident et dont la victime est désormais privée.
- Le préjudice professionnel et l'incidence professionnelle ont pour objet d'indemniser les incidences périphériques du dommage touchant la sphère professionnelle, par exemple une dévalorisation sur le marché du travail, la perte d'une chance professionnelle ou l'augmentation de la pénibilité du travail voire la perte de son emploi.
- Le préjudice sexuel indemnise l'impossibilité totale ou partielle d'accomplir l'acte sexuel ou de procréer.
- L'incapacité temporaire totale (I.T.T.) ou déficit fonctionnel temporaire (D.F.T.) correspond à la période d'indisponibilité pendant laquelle, pour des raisons médicales en relation certaine, directe et exclusive avec la faute du médecin ou du dentiste, la victime n'a pu exercer ses activités habituelles (période d'hospitalisation complète, de jour ou à domicile).

Les médecins experts des compagnies d'assurances

Les médecins experts auprès des compagnies d'assurances sont titulaires d'un diplôme spécifique, le

C.A.P.E.D.O.C. (Capacité en expertise en dommage corporel), géré par l'A.R.E.D.O.C. (Association pour l'étude de la réparation du dommage corporel), organisme financé par la F.F.S.A. (Fédération française des sociétés d'assurance), le G.E.M.M.A. (Groupement des entreprises mutuelles d'assurance) et Groupama. On comprend que les compagnies d'assurances en sont partie prenante et peuvent donner une certaine direction à la formation de leurs médecins experts. Le médecin expert d'assurances est donc un pur produit du système. Chaque département possède sa liste d'experts (la liste I.R.C.A.). Si une compagnie veut missionner un médecin expert dans une région donnée, elle consulte cette liste et n'a qu'à faire son choix. Bien entendu, chaque compagnie d'assurances a ses médecins préférés, qu'elle choisit régulièrement.

Normalement, c'est la compagnie d'assurances du blessé qui fait le recours auprès de celle du responsable qui devra indemniser. Mais les compagnies d'assurances ont mis en place la convention I.R.C.A. Cela veut dire que si votre taux d'I.P.P. est inférieur à 5 %, c'est votre compagnie d'assurances qui vous fera examiner par son médecin expert et qui fera ensuite le recours auprès de la compagnie adverse pour obtenir l'indemnisation. En revanche, si votre taux d'I.P.P. se révèle supérieur à 5 %, c'est la compagnie d'assurances du responsable qui reprend le mandat. Cette pratique est valable pour les petits dossiers, pour accélérer les indemnisations. Mais il y a là un risque, puisque les compagnies d'assurances ont donc des dossiers croisés ! Par exemple, un jour l'assurance A doit indemniser l'assurance B, mais le lendemain c'est l'assurance B qui devra indemniser l'assurance A pour un autre dossier. La tentation est forte de s'entendre sur des renvois d'ascenseur. Et cela, sur le dos des victimes.

Les médecins experts sont-ils compétents ? Il existe un hiatus entre ceux qui ne gèrent que de petits dossiers et ceux qui s'occupent de dossiers plus importants. Le mot « dossier » est un terme qui peut choquer, mais c'est malheureusement bien celui utilisé par les compagnies d'assurances pour désigner les victimes d'un dommage corporel. Vous n'êtes qu'un numéro de dossier, à l'instar d'un dégât des eaux ou d'un cambriolage.

Les médecins qui ne prennent en charge que de « petits » dossiers (fracture, entorse cervicale...) ne sont pas les plus compétents quand ils sont missionnés sur les plus importants (traumatisme crânien, tétraplégie...). Dans le cas d'un traumatisme crânien, 80 % des experts font l'impasse sur l'étude des fonctions supérieures (pas de bilan neuropsychologique pour tester la mémoire, par exemple). Pour ce type de dossiers, il n'existe qu'une quinzaine de médecins experts spécialisés qui, outre une juste évaluation des différents préjudices du blessé, appréhendent aussi ses besoins et proposent des solutions adaptées pour surmonter le handicap. Ces experts voient en général leurs conclusions validées par les compagnies d'assurances, et ils sont acceptés par les avocats des blessés.

Les médecins experts sont-ils par ailleurs indépendants ? Ceux qui traitent de gros dossiers, qui sont reconnus et respectés par les avocats et qui ne sont pas contredits par les compagnies d'assurances qui les ont missionnés, sans doute. Mais quand un médecin expert débute, ses rapports sont lus dans un premier temps par le médecin-conseil national ou régional de la compagnie d'assurances. Si l'évaluation semble un peu excessive, le médecin-conseil demande au médecin expert débutant de diminuer son évaluation, et celui-ci a intérêt à obtempérer s'il veut continuer à travailler avec la compagnie d'assurances qui l'a mandaté.

Ce type de pratique est intolérable, d'autant que les médecins experts débutants peuvent être tentés d'anticiper les demandes des compagnies d'assurances en sous-évaluant d'eux-mêmes leurs conclusions pour satisfaire leur mandataire. Par ailleurs, les indemnisations sont parfois très différentes d'une région à l'autre pour le même préjudice, au sein de la même compagnie. Par exemple, pour l'une d'entre elles, la région Nord-Bretagne donne des indemnisations correctes alors que la zone Sud est particulièrement restrictive. Et cela, bien sûr, aux dépens des victimes !

Des pratiques contestables

En plus de faire pression sur leurs médecins experts, les compagnies d'assurances ont aussi quelques « recettes » pour diminuer l'importance des indemnisations.

L'indemnisation basée sur le certificat médical initial

Une technique répandue, pratiquée par certaines compagnies, permet d'indemniser *a minima.* Il s'agit de proposer une indemnisation rapide et définitive, en tenant compte uniquement du certificat médical initial. Ce dernier est établi par un médecin qui énumère les différentes plaies et traumatismes dont vous êtes victime après votre accident corporel. Cependant, il n'est pas rare que ce certificat initial soit incomplet et que d'autres pathologies apparaissent dans les jours qui suivent l'accident.

Pour la compagnie d'assurances, peu importe, ce certificat médical initial est simplement vu par le médecin-conseil régional qui, sur dossier, déterminera que le taux de D.F.P. est de 0 %. Dans sa grande générosité, il propose une indemnisation sur la base de souffrances endurées légères (1/7) et l'assurance vous octroie de 300 à 400 euros.

Cette démarche pourrait se comprendre pour les petites blessures, comme une simple égratignure ou une petite plaie, sans arrêt de travail. Mais quand il existe un traumatisme du rachis cervical avec un arrêt de travail et que la compagnie d'assurances vous propose 500 euros, vous devez exiger une expertise médicale car vos pertes de salaires doivent être prises en compte. Dans les petits dossiers, les compagnies d'assurances font ce qu'elles veulent car les victimes, non rompues à leurs pratiques, ne sont que très rarement assistées par des avocats spécialisés.

Le détournement de la convention I.R.C.A.

Dans le cas de la convention I.R.C.A. (taux de D.F.P. inférieur à 5 %), c'est la compagnie d'assurances du blessé qui indemnise, après une expertise réalisée par son propre médecin. Elle se fera rembourser par la suite par la compagnie d'assurances du responsable de l'accident. Si le taux de D.F.P. est égal à zéro, le recours envers la compagnie d'assurances du fautif est plafonné à 1 500 euros, quel que soit le coût total du dossier, c'est-à-dire même si les frais d'hospitalisation et le coût d'un arrêt de travail dépassent largement cette somme. C'est donc la propre compagnie d'assurances du blessé qui devra payer le surplus au-delà des 1 500 euros. Pour rentrer dans ses frais, cette compagnie peut faire croire à son assuré qu'il s'agit d'un tout petit dossier et lui demandera de se faire établir un certificat médical initial. Comme il n'y aura pratiquement rien sur le certificat, la compagnie d'assurances du blessé lui proposera une indemnisation de 100 ou 200 euros, mais récupérera les 1 500 euros auprès de la compagnie d'assurances adverse. Imaginez donc le gain obtenu si de telles pratiques sont réalisées sur des milliers de petits dossiers…

L'oubli volontaire de certains postes de préjudices

Une liste de préjudices indemnisables a été établie en juillet 2005 par un groupe de travail dirigé par Jean-Pierre Dintilhac, président de la deuxième chambre civile de la Cour de cassation. Pour réaliser sa mission, le médecin expert est censé se référer à cette liste, que l'on appelle la nomenclature Dintilhac.

Mais certains médecins experts occultent volontairement des préjudices prévus par cette nomenclature. Par exemple, quand vous êtes en période de gêne temporaire, il faut évaluer « l'aide temporaire de tierce personne » qui vous a été nécessaire pour réaliser les actes de la vie courante. C'est souvent le cas pour une fracture de la jambe ou du poignet, et c'est votre famille qui joue alors le rôle de tierce personne temporaire.

Certains médecins-chefs de compagnie d'assurances demandent toutefois à leurs médecins experts de ne pas inscrire cette évaluation dans leur rapport alors que la nomenclature Dintilhac le demande. De la même manière, l'étude des fonctions supérieures est occultée dans les cas de traumatismes crâniens petits et moyens. C'est à se demander si les médecins experts l'oublient sur demande ou parce qu'ils ne savent pas la faire...

Des expertises aux conclusions minimisées

Trop de rapports d'expertise présentent un taux de D.F.P. de zéro. Pour les compagnies d'assurances, cela signifie qu'il n'est pas nécessaire de missionner un médecin expert et qu'elles peuvent simplement proposer une indemnisation forfaitaire de quelques centaines d'euros. Cependant, la réalité est toute autre.

Une compagnie d'assurances a, par exemple, demandé à l'un de ses médecins-chefs de réétudier plusieurs dizaines de dossiers dans lesquels le médecin expert avait évalué le taux de D.F.P. à zéro. Et là, grande surprise, ou plutôt désagréable surprise pour les victimes : dans un tiers des cas, le taux de D.F.P. avait été sous-évalué et était en réalité beaucoup plus important.

Par exemple, pour un enfant qui présentait un traumatisme crânien avec une lésion cérébrale, le médecin expert avait indiqué un taux de D.F.P. de zéro après une consolidation rapide, sous prétexte que l'enfant avait repris l'école. Le médecin expert n'avait donc pas tenu compte de la réalité du traumatisme crânien et des difficultés rencontrées à l'école par le jeune blessé. Tout ceci constitue ce qu'on peut appeler des petites combines entre assurances.

Comment les compagnies récompensent-elles les « bons » experts ?

Les compagnies d'assurances récompensent les « bons experts » en les missionnant de manière régulière. Certains médecins experts diminuent d'eux-mêmes les évaluations pour faire plaisir au médecin-chef dans l'espoir d'obtenir davantage de missions d'expertise (il ne faut pas oublier que les médecins experts des compagnies d'assurances vivent uniquement des expertises qui leur sont confiées).

Par exemple, une grande compagnie d'assurances a demandé à l'un de ses médecins-conseils de donner un avis, sur la simple étude des pièces médicales du blessé, pour déterminer une première évaluation du dossier. Cette dernière a permis à l'assurance de verser une provision à la victime sur la base d'un taux de D.F.P. entre 0 et 1 %, de souffrances endurées à 1,5/7 et d'une gêne temporaire partielle de vingt-quatre mois. Malheureusement, le médecin expert, emporté par son désir de bien faire, n'a finalement retenu aucun poste de préjudice. Embarrassé par les conclusions médicales de son médecin plein de zèle, le régleur de cette compagnie d'assurances a dû écrire au médecin à titre confidentiel afin de lui demander s'il ne lui était pas possible de modifier ses conclusions pour pouvoir clore l'affaire. Vous comprenez que l'assurance ne pouvait demander à la victime le remboursement de la provision déjà versée. Cette assurance a eu la délicatesse de préciser « loin de vouloir remettre en cause votre rapport », de peur qu'à l'avenir son médecin expert soit moins empressé à minimiser les préjudices dans le seul but de lui plaire.

Les médecins les plus « restrictifs » obtiennent davantage de missions que ceux qui seraient « trop généreux ». Par exemple, sur la région de Rouen, les médecins experts sont extrêmement restrictifs, mais sont fréquemment désavoués quand ils sont contestés par une action judiciaire. On peut considérer qu'un tiers des médecins experts est très restrictif.

Comment lutter à armes égales ?

Il faut toujours avoir à l'esprit que les compagnies d'assurances, y compris la vôtre, ne sont pas vos amies et qu'elles peuvent s'entendre entre elles sur le dos des victimes. Ne leur faites jamais confiance aveuglément ! Pour s'en convaincre, il suffit de voir l'attitude du régleur de votre compagnie d'assurances, quand vous lui annoncez que vous avez chargé un médecin expert indépendant et un avocat spécialisé de défendre vos intérêts. Certains deviennent aussitôt désagréables ou coléreux et d'autres vous jurent, la main sur le cœur, que l'indemnisation aurait été la même et que vous allez perdre beaucoup de temps et d'argent. Il vous expliquera aussi qu'il vous laissera tomber immédiatement s'il vous prenait la fâcheuse idée d'engager un avocat. N'en croyez rien, entre une victime qui fait aveuglément confiance à sa compagnie d'assurances et celle qui fait intervenir un médecin expert indépendant et un avocat spécialisé pour la défendre, l'indemnisation peut tripler.

Pour citer le directeur général d'une grande compagnie d'assurances, « plus de 95 % des victimes nous font confiance et acceptent ce qu'on leur donne sans contester un seul instant le montant de l'indemnisation proposée ». Il est évident que dans ces conditions, les compagnies d'assurances ont encore de beaux jours devant elles. Et cela se comprend parfaitement. La victime, meurtrie dans sa chair et dans son âme, se retrouve à l'hôpital ou dans un centre de rééducation, coupée de ses liens familiaux et professionnels, et voit arriver son sauveur, le régleur de la compagnie d'assurances, la personne en mesure de signer un chèque pour lui permettre de faire face à ses premiers besoins financiers.

Selon ses compétences, le régleur peut faire des chèques d'un montant plus ou moins élevé sans demander l'autorisation à son siège. Bien entendu, il vous précisera qu'il répondra à toutes vos demandes et ne manquera pas de vous faire signer avant toute chose un mandat qui donne tout pouvoir à votre compagnie d'assurances pour vous défendre face à celle du responsable de l'accident. Sachez que si vous avez signé un tel mandat, vous avez la possibilité de le récuser à tout moment si vous décidez de solliciter l'intervention d'un avocat spécialisé.

Alors, comment agir face à sa compagnie d'assurances ? Tout d'abord, faites très attention à la rédaction du certificat médical initial, qui est un document primordial pour la suite de ce dossier. En effet, les compagnies d'assurances ne prendront en charge que les blessures en lien direct et certain avec l'accident. Il peut toutefois arriver dans certains cas, par exemple quand le pronostic vital est engagé et que vous êtes en réanimation, que des lésions (fractures en particulier) soient oubliées. Demandez toujours un certificat médical complémentaire dès que cela est possible. Faites bien préciser toutes les lésions survenues à cause de l'accident, en décrivant tout le corps humain en partant de la tête vers les pieds. N'hésitez pas à exiger des radiographies des différentes parties du rachis, des épaules, des genoux (l'apparition d'un problème de genou, d'épaule ou autre ne sera pas prise en charge par le médecin expert de la compagnie d'assurances si aucune mention concernant cette région du corps n'est portée sur le certificat médical initial). Un problème récurrent est l'apparition d'une hernie discale au niveau du rachis (cervical ou dorso-lombaire) quelques semaines après l'accident. L'assurance contestera toujours un lien de causalité et refusera toute prise en charge. Vous comprenez donc l'importance capitale de réaliser des radiographies de votre colonne vertébrale immédiatement après un accident.

Faites une liste précise de vos doléances et de toutes les difficultés que vous rencontrez pendant le déroulement d'une journée. Et réfléchissez aussi à ce qu'on appelle les préjudices d'agrément. N'oubliez pas de mentionner toutes les activités sportives ou culturelles que vous pratiquiez avant l'accident, non seulement en club, mais aussi à titre familial ou individuel. N'attendez pas que le médecin expert vous questionne sur ce sujet. Tout votre avenir va se jouer en deux ou trois heures d'expertise face à un médecin expert qui applique les consignes de la compagnie d'assurances qui l'a missionné.

Il est par ailleurs conseillé de contacter le plus vite possible après votre accident un cabinet d'avocats spécialisés dans la défense des victimes d'accidents corporels. Il existe une quinzaine de cabinets spécialisés en France, qui prennent en charge exclusivement les intérêts des victimes face aux différentes compagnies (celle du blessé et celle du responsable de l'accident) et qui se déplaceront dans tout le territoire pour vous aider. Ils vous aideront dans la constitution de votre dossier, dans vos démarches auprès des différents organismes, dans la préparation et le déroulement des expertises médicales en assistant aux réunions et en vous faisant bénéficier de leur équipe de médecins experts indépendants. De plus, au moment des différentes discussions avec la compagnie d'assurances pour obtenir des provisions financières ou l'indemnisation finale, votre avocat luttera à armes égales avec le régleur. En effet, l'avocat connaît toutes les jurisprudences des différentes cours d'appel ; il négociera en sachant parfaitement ce qu'il pourrait obtenir s'il décidait de partir en procédure en cas d'échec des négociations. Souvent, les avocats spécialisés obligent les régleurs des compagnies d'assurances à accepter des indemnisations plus élevées que celles qui pourraient être obtenues par une procédure. En effet, la transaction reste ainsi confidentielle et ne peut pas faire jurisprudence. De plus, ayant en main la défense de nombreuses victimes qui devront être indemnisées par ce même régleur, les avocats spécialisés utilisent parfois aussi la menace, souvent très efficace, d'arrêter les négociations et de partir en justice pour tous les dossiers.

Certes, il y a de quoi s'inquiéter du montant des honoraires de ces avocats spécialisés, et cela d'autant plus qu'étant peut-être en arrêt de travail, vos finances peuvent être limitées. Conscients de ce problème, les avocats spécialisés dans la défense exclusive des victimes d'accidents corporels s'adapteront à vos difficultés. Avec un médecin expert indépendant et un avocat spécialisé dans la défense des victimes de dommages corporels, vous avez la certitude qu'aucun préjudice ne sera oublié et vous pourrez vous consacrer à votre convalescence et vous reconstruire l'esprit tranquille.

Un exemple édifiant de malhonnêteté

Vous disposez d'une assurance « Garantie accidents de la vie », contractée auprès de votre agent d'assurances habituel ou auprès d'une banque. En toute logique, vous pensez que vous serez pris en charge par celle-ci en cas de survenue d'un accident dans la vie courante. En cas de sinistre, la réalité est malheureusement plus complexe car la majorité des compagnies fera tout son possible pour vous exclure du processus d'indemnisation, pourtant prévu par votre contrat. Ce qui est arrivé à une victime, Françoise, est un cas d'école et son témoignage est l'occasion de découvrir les « bonnes pratiques » de certaines compagnies d'assurances. En travestissant les faits survenus et en minimisant vos préjudices, le médecin expert puis le régleur de l'assurance mettent tout en œuvre pour ne pas vous indemniser et satisfaire au mieux leur employeur, c'est-à-dire la compagnie d'assurances. Ils n'hésiteront pas à utiliser votre ignorance médicale et juridique et à jouer sur votre détresse physique et morale. En revanche, à la lecture de ce témoignage, vous comprendrez qu'il ne faut jamais baisser les bras ni s'avouer vaincu. Des armes sont à votre disposition pour faire respecter vos droits.

Rassurez-vous toutefois, il existe aussi, dans le domaine du dommage corporel, quelques assurances d'une grande honnêteté, qui font passer la composante humaine et les intérêts de la victime avant le culte du profit.

Mon épouse Françoise, âgée de 64 ans, est tétraparésique (c'est-à-dire qu'elle éprouve des difficultés à bouger les quatre membres et qu'elle a des problèmes sphinctériens) suite à un « accident de la vie » survenu en Espagne le 4 août 2008. Elle a été violemment heurtée par une vague en sortant de l'eau et a immédiatement présenté des difficultés pour marcher, ainsi que des pertes d'équilibre. Dès le lendemain, avant même l'apparition de problèmes urinaires et l'aggravation des difficultés à marcher, nous avons consulté un médecin dans un centre médical, à Cuevas del Almanzora, près d'Alméria. Celui-ci, constatant pourtant les difficultés à la marche, n'a réalisé que des radiographies des genoux et a conseillé à mon épouse de consulter son médecin traitant à son retour. Françoise, ne voulant pas gâcher la fin de nos vacances, est restée encore quelques jours en Espagne. Elle était alitée, avec de très grandes difficultés pour marcher et des problèmes sphinctériens.

De retour en France, elle a été hospitalisée à l'hôpital Jean Hameau de la Teste de Buch, puis au C.H.U. de Bordeaux dans le service d'un professeur de renom. Une I.R.M. a objectivé une compression du canal rachidien suite à une hémorragie au niveau des vertèbres cervicales C4 et C5. Une intervention a été réalisée le 25 novembre 2008 avec la mise en place d'une cage en titane et d'une greffe osseuse.

Malheureusement, ma femme garde aujourd'hui de graves séquelles de cet accident. Elle se déplace en fauteuil roulant, ne peut se tenir debout que quelques instants à l'aide de deux cannes, elle a des troubles sphinctériens, ne sent plus ses jambes… Mais en plus de cette atteinte physique très grave, mon épouse et moi-même avons dû surmonter d'immenses difficultés pour obtenir une prise en charge par notre assurance.

En effet, nous avions contracté une assurance Garantie accidents de la vie et mon épouse pensait à juste titre obtenir une indemnisation pour ses différents préjudices. Nous avons donc fait une déclaration d'accident auprès de notre assurance. Conformément à notre contrat, la compagnie a désigné un médecin expert de Bordeaux qui examine mon épouse le 11 août 2009 à notre domicile. Personne, et surtout pas l'assureur, ne nous a précisé que Françoise avait la possibilité de se faire assister par son médecin traitant, son chirurgien ou un médecin expert de son choix.

Le médecin expert nous explique alors avec aplomb ce qu'il souhaite entendre de notre part pour minimiser l'état de santé de Françoise. Au cours de cette mémorable expertise, je dois accompagner mon épouse aux toilettes, car elle ne peut se déplacer seule. Je reviens ensuite dans la pièce et trouve le médecin expert en train de fouiller dans mes papiers. Interloqué, je l'interpelle et, sans se démonter, il me répond que certaines choses sont susceptibles de l'intéresser. Il demande ensuite à ma femme d'aller dans sa chambre pour l'examen médical et tente une nouvelle fois de lui faire minimiser son état. Devant une telle agression verbale, nous fondons en larmes.

Dans les semaines suivantes, nous faisons part de cet incident scandaleux à notre agent local d'assurance. Il prend alors rendez-vous pour la semaine suivante avec un responsable de Bordeaux, dont nous apprendrons par la suite qu'il s'agissait d'un régleur de la compagnie. L'entretien est à peu près du même calibre qu'avec le médecin expert. Cette dame nous propose de faire un « dire » (une réclamation) sans nous expliquer ni pourquoi ni comment.

Quelques jours plus tard, contre toute attente, le médecin de l'assurance conclut qu'« en l'absence de certificat médical initial, il n'est pas possible d'imputer de façon directe et certaine les séquelles importantes présentées par la victime à l'accident allégué du 4 août 2008 ». Tout d'abord, l'accident « allégué » du 4 août 2008 est attesté par de nombreux témoins, français et espagnols, dignes de foi. Ensuite, il existe bien un certificat médical initial, établi par le médecin espagnol en date du 7 août 2008, et nous en avons donné un exemplaire au médecin expert. Malheureusement, ce médecin espagnol avait établi un mauvais diagnostic. Les conclusions contestables de ce médecin expert permettent donc à l'assurance de refuser toute prise en charge. Pour elle, le dossier est définitivement clos et le dialogue est totalement rompu. Se sentant trahis par notre propre assurance, totalement découragés et n'ayant pas les moyens financiers d'adapter notre domicile au handicap de mon épouse, nous nous trouvons désemparés et gravement atteints sur le plan moral. Dire que si nous avions menti et indiqué que Françoise était simplement tombée dans l'escalier à son retour d'Espagne, l'assurance nous aurait indemnisés sur-le-champ…

Gardez en tête que le but d'une compagnie d'assurances est en général de payer le moins possible. Minimiser les dommages, invoquer des certificats non conformes, faire traîner le dossier sur plusieurs années pour décourager les victimes… Les pratiques les plus contestables sont permises pour arriver à cette fin. Mais ne vous laissez pas impressionner, vous êtes dans votre bon droit. Françoise a su trouver les ressources pour voir son préjudice indemnisé.

Par chance, nous découvrons une association d'aide aux victimes, l'A.A.V.A.C. Son président, le docteur Dominique-Michel Courtois, nous rencontre et accepte de nous aider. Le Dr Courtois nous propose de solliciter l'intervention de Julien Courbet, qui anime l'émission *Ça peut vous arriver* tous les matins sur R.T.L. Le Dr Courtois et son fils, Me Philippe Courtois, interviennent en effet régulièrement dans les émissions santé de cette station. Au cours de l'émission, Julien Courbet contacte en direct un des hauts responsables de notre assurance pour lui exposer les faits et attirer son attention sur l'attitude inqualifiable de sa compagnie. Cette personne, malgré ses hautes fonctions, fait preuve d'une grande écoute et de beaucoup d'humanité.

Le Dr Courtois obtient de sa part que soit organisée une nouvelle expertise, dite d'arbitrage, à la charge de l'assurance et confiée à un médecin expert auprès des tribunaux, professeur de médecine légale au C.H.U. de Bordeaux. Malgré une attitude mesquine et revancharde du premier médecin (qui assistait à cette nouvelle réunion), le nouveau médecin expert a reconnu l'existence du lien entre l'accident du 4 août 2008 et les séquelles présentées par mon épouse. Bien entendu, le Dr Courtois et Me Courtois étaient présents à cette expertise, au cours de laquelle ma femme et moi-même avons été traités avec considération et respect, contrairement à la première fois.

Le premier médecin n'a pas hésité à contester ce nouvel expert pour mettre en cause la véracité du certificat médical initial établi en Espagne. Volontairement, il n'a pas adressé de copie de sa contestation au Dr Courtois, ni même à Me Courtois, en violation manifeste des règles du contradictoire.

Quelques jours plus tard, nous voyons réapparaître le régleur de l'assurance qui nous demande l'autorisation de mandater un médecin expert espagnol de l'assurance afin qu'il se rende au centre de soins où mon épouse a été examinée en août 2008. Bien entendu, nous donnons notre accord car nous n'avons rien à cacher. Les semaines passent et nous n'avons aucune nouvelle. J'interroge notre assurance et j'apprends que nous devons signer une autorisation sur laquelle doit être inscrit le nom et le numéro médical du médecin. Nous acceptons bien évidemment. Des mois passent et toujours rien. Un de mes fils, indigné, m'emmène en Espagne. Nous sommes reçus par le directeur du centre médical de Cuevas del Almanzora, qui nous indique qu'aucun médecin espagnol mandaté par notre assurance ne s'est présenté pour accéder au dossier de mon épouse. Il rédige le jour même un document confirmant les termes du certificat médical initial. Nous transmettons ce nouveau document à Me Courtois qui, après une négociation avec le régleur de l'assurance, obtiendra l'indemnisation de tous les préjudices de Françoise, ainsi que la tierce personne et l'aménagement du domicile et du véhicule. En réalité, nous avons appris qu'il existait une grande rivalité entre les représentants bordelais de cette compagnie d'assurances et les instances parisiennes. Paris voulait indemniser et clore rapidement ce dossier, explosif sur le plan médiatique, mais Bordeaux faisait tout ce qui était en son pouvoir pour ne pas indemniser et prouver son indépendance.

CONCLUSION

Notre médecine est malade. Tous ses acteurs ont failli. Les médecins, les laboratoires pharmaceutiques, les organismes de contrôle, les gouvernements successifs : tous ont contribué à son déclin. Nous, les « consommateurs de médecine », sans être exempts de tout reproche, sommes peut-être les seuls à pouvoir la sauver.

Le corps médical doit être respecté. Ces hommes et ces femmes de savoir nous consacrent en effet une grande partie de leur temps, souvent au détriment de leur vie de famille. Cependant, rien ne doit nous empêcher de mettre en cause le responsable dès que survient une erreur médicale ou un dysfonctionnement hospitalier, et d'obtenir la reconnaissance de la faute et une juste indemnisation de nos préjudices.

Il est impératif que le patient du XXIe siècle devienne un lanceur d'alerte. Dans les différents scandales évoqués, ce sont les médecins, les chirurgiens, les directeurs de cliniques ou d'hôpitaux, les laboratoires pharmaceutiques, les organismes de contrôle qui, par omission ou volonté délibérée, ont fait peser un risque sur la santé des malades. Dans certains cas, des centaines de patients sont morts. Dans d'autres, des milliers de femmes ont dû subir des opérations chirurgicales en urgence. Mais à chaque fois, un dénominateur commun existe : le profit. Devant cette attitude scandaleuse, il nous revient de nous constituer en un contre-pouvoir face au corps médical et aux laboratoires. Ainsi, nous deviendrons des acteurs attentifs de notre santé, n'hésitant pas à questionner notre médecin ou à faire une déclaration de pharmacovigilance.

Bien des périls nous guettent encore, même si les risques potentiels sont difficiles à évaluer à l'heure actuelle. Il faut garder à l'esprit que toute avancée technologique, si bénéfique pour l'homme soit-elle, peut avoir des effets pervers. Nous devons rester vigilants, prôner la prudence et exiger l'application du principe de précaution, c'est-à-dire l'adoption de mesures de protection même si le risque n'est pas encore prouvé de manière scientifique.

Aux erreurs médicales s'ajoutent ce que l'on appelle les « accidents de la vie ». Personne n'est à l'abri de connaître un jour le drame du dommage corporel. Ainsi, pour les victimes et leur famille, l'accident fait basculer en une fraction de seconde toute une vie dans l'horreur et le désespoir. Aucune indemnisation financière, aussi importante soit-elle, ne viendra effacer un handicap ou remplacer la perte d'un être cher. Et s'il s'agit de faire reconnaître la souffrance de la victime, c'est aussi une façon de respecter sa mémoire en cas de décès.

Notre médecine souffre. Elle crée ses propres victimes. Et se défendre n'est pas aisé. Aussi est-il nécessaire de comprendre comment résister face à un corps médical qui refuse de reconnaître un acte fautif, et aux compagnies d'assurances qui font passer leur intérêt financier avant celui des victimes.

ANNEXE PRATIQUE

Que faire en cas de suspicion d'erreur médicale ?

Réaliser un historique détaillé

Tout d'abord, réalisez un historique détaillé de votre maladie en soulignant les différents points particuliers se rapportant au problème de l'erreur médicale :

- Quel a été le diagnostic posé ?
- Quel a été le traitement instauré ?
- Qui a commis une erreur et de quelle erreur s'agit-il ?
- L'erreur a-t-elle entraîné des préjudices et, dans l'affirmative, quelle est la nature de ces préjudices ?
- Existe-t-il des preuves ou des témoignages se rapportant à cette erreur ?

Cet historique détaillé est d'une grande importance pour la compréhension de votre dossier et la recherche de l'existence d'une erreur ou d'une faute. Vous devez noter, peut-être pas au jour le jour, mais néanmoins avec des dates précises qui feront référence, les différentes complications survenues après l'acte chirurgical ou le traitement mis en cause. En effet, avec le temps, des détails importants pourraient vous échapper. Il ne faut pas oublier que l'expertise médicale se déroulera plusieurs années après les faits.

Demandez et conservez toutes les pièces justificatives de vos dépenses suite à l'erreur médicale :

- Frais pharmaceutiques ou appareillages non remboursés ou partiellement remboursés ;
- Frais de déplacements pour vous-même ou votre famille ;
- Frais de séjour ;
- Frais d'aide-ménagère ou d'aide à domicile ;
- Perte de revenu, perte d'un emploi ou empêchement d'embauche.

Obtenir votre dossier médical

Avant de mettre en cause votre médecin, votre dentiste ou l'établissement hospitalier qui vous a soigné, vous devez constituer un dossier médical le plus complet possible. Mais sauf dans les cas d'une extrême gravité, comme un décès par exemple, vous ne devez pas céder à la précipitation. Sachez que, depuis la loi du 4 mars 2002, vous avez un délai de dix ans pour demander la transmission de votre dossier médical (concernant aussi bien les soins ou les actes réalisés à l'hôpital que ceux effectués par un médecin ou un établissement privé) et donc pour engager une procédure. Malgré tout ce qui pourra vous être répondu, vous devez savoir que toutes les pièces de votre dossier vous appartiennent et que vous en êtes le seul propriétaire. Cela s'applique aussi pour toutes les radiographies, échographies, scanographies, scintigraphies, I.R.M... même si l'on veut vous faire croire le contraire.

Demandez l'intégralité de votre dossier par lettre recommandée avec accusé de réception. Si vous mettez en cause un médecin hospitalier, nous vous conseillons d'écrire aussi au chef de service et au directeur de l'hôpital. Vous pouvez ensuite obtenir votre dossier médical en vous rendant sur place après avoir pris rendez-vous, ou en vous le faisant expédier par la Poste. Il devra vous être communiqué dans un délai maximum de huit jours s'il a moins de cinq ans, ou de deux mois s'il est plus ancien. Si vous demandez l'envoi de votre dossier, vous ne devrez payer que les frais de photocopie, de duplication des radiographies et les frais de port.

Seule la personne adulte concernée peut réclamer elle-même son dossier. Pour un mineur, c'est aux parents d'en faire la demande. Des ayants droit peuvent retirer le dossier d'un défunt dans la mesure où les informations médicales leur sont nécessaires pour connaître les causes de sa mort, défendre sa mémoire ou faire valoir leurs droits.

Si l'établissement hospitalier que vous avez sollicité fait preuve d'une mauvaise volonté certaine, vous pouvez vous adresser à la Commission d'accès aux documents administratifs (C.A.D.A.).

Vos droits

La chirurgie

À la différence des soins dentaires ou des prothèses, un acte chirurgical ne peut pas être refait ou simplement remboursé. Seules les séquelles découlant de l'acte mis en cause peuvent être indemnisées. Vous pouvez contester un acte chirurgical dans la mesure où les conséquences de cet acte sont sans rapport avec les suites opératoires normales décrites par votre chirurgien au cours de la consultation préopératoire.

Malheureusement, dans la majeure partie des cas, vous rencontrerez des difficultés à obtenir la réparation des préjudices subis par une simple démarche amiable auprès du médecin et de sa compagnie d'assurances. Il faut souvent engager une procédure judiciaire pour obtenir une expertise au cours de laquelle l'expert désigné par le tribunal déterminera l'existence d'une erreur ou d'une faute, le lien direct et certain entre la faute et votre état actuel, mais aussi l'ensemble de vos préjudices.

Les soins dentaires

La négligence du dentiste est soumise aux mêmes principes que celle du médecin. En ce qui concerne les soins dentaires, il se forme entre le dentiste et vous un véritable contrat dès le commencement des soins. Le dentiste doit mettre en œuvre tous les moyens pour vous donner « des soins consciencieux, attentifs et conformes aux données acquises de la science ». Comme tout médecin, il n'a pas une obligation de guérison, mais doit utiliser toutes les techniques existantes dans l'art dentaire qu'il doit d'ailleurs parfaitement maîtriser.

Avant toute chose, informez votre dentiste de votre problème et demandez-lui de refaire gratuitement les soins incriminés, si vous lui accordez toujours votre confiance. Dans le cas d'un refus de vous recevoir, signifiez vos griefs dans une lettre recommandée avec accusé de réception. Si votre dentiste ne donne pas suite à votre demande, vous pouvez demander au Conseil départemental de l'Ordre des chirurgiens-dentistes d'intervenir, soit en désignant un confrère en vue d'une conciliation, soit en prenant des sanctions disciplinaires contre le dentiste mis en cause s'il y a un manquement au code de déontologie. Si toutes les tentatives de conciliation amiable ont échoué, vous pouvez engager des démarches auprès des tribunaux.

Dans le cas des prothèses, votre dentiste a une obligation de résultat. Le contrat n'est pas de même nature, le dentiste s'engage à « délivrer un appareil sans défaut donnant toute satisfaction ». Vous pouvez donc mettre en cause la responsabilité de votre dentiste sans avoir à faire la preuve d'une faute dans la conception, la réalisation ou la mise en place de la prothèse.

N'attendez jamais plus de quelques jours avant de demander soit à modifier la prothèse, soit à la refaire. Et refusez immédiatement une prothèse dont la teinte ne correspond pas à celle de vos propres dents. Mais essayez toujours de trouver une solution amiable avec votre dentiste avant d'engager une procédure.

Le rôle des associations de victimes

De nombreuses associations interviennent dans le domaine de la santé. Il peut s'agir d'associations de patients (cancer, diabète, sida, maladies rénales, leucodystrophies...) qui œuvrent pour améliorer les conditions de vie des patients et aider la recherche scientifique par des manifestations (Téléthon, Sidaction) et des dons. D'autres associations sont destinées à regrouper des victimes spécifiques (Mediator®, prothèses P.I.P., pilules de troisième et quatrième génération, hépatite C post-transfusionnelle...). D'autres enfin ont une vocation plus généraliste, comme la défense des victimes d'erreurs médicales, de maladies nosocomiales, de médicaments, de vaccinations...

Les associations de victimes ont, pour la plupart, comme objectif de regrouper les victimes afin d'engager différentes actions pour, à terme, obtenir l'indemnisation de leurs préjudices. Ces associations sont des associations dites « à but non lucratif », et relèvent de la loi du 1er avril 1901. Elles peuvent vous aider dans toutes vos démarches :

- *Constitution de votre dossier médical.* L'association vous fournira les listes des pièces médicales indispensables ou utiles. Elle vous conseillera et vous aidera également pour l'obtention de ces documents auprès des médecins ou des établissements souvent réticents.
- *Étude approfondie de votre dossier.* Des médecins de l'association étudieront votre dossier médical pour déterminer l'existence d'une faute, d'une erreur ou d'un aléa thérapeutique.
- *Assistance aux expertises médicales.* Un médecin pourra vous assister pour défendre au mieux vos intérêts face à la partie adverse (médecins experts, représentants des différentes compagnies d'assurances, avocats...). Ce médecin pourra adresser des « dires à l'expert » et à la partie adverse s'il estime que toutes les bonnes questions n'ont pas été posées ou si les réponses doivent être complétées.
- *Étude du rapport d'expertise.* Un médecin déterminera votre indemnisation en fonction des conclusions de l'expertise et des différents préjudices pris en compte (D.F.P., D.F.T., souffrances endurées, préjudices d'agrément, professionnel, familial, esthétique).

- *Choix de la meilleure démarche indemnitaire.* L'association vous conseillera sur la meilleure démarche à suivre (transaction amiable, action judiciaire...) en vue d'être le mieux et le plus rapidement indemnisé.

Les associations de victimes sont destinées en particulier aux personnes qui n'ont pas les moyens financiers d'assumer les honoraires, parfois conséquents, des médecins experts et des avocats. Pourtant, ces victimes ont les mêmes droits que les autres. N'hésitez pas à solliciter l'intervention d'une association de victimes quand vous suspectez une erreur médicale.

La transaction amiable

Auprès du praticien mis en cause

Dans un premier temps, il est toujours possible de tenter une transaction amiable auprès de votre médecin, de la clinique ou de l'établissement hospitalier dans lequel vous avez été opéré. Une discussion avec votre praticien, si ce dernier l'accepte, bien entendu, vous donnera les précisions nécessaires pour la compréhension de ce que vous estimez être une erreur médicale, lèvera les malentendus et apportera des réponses satisfaisantes à vos questions. Cependant, ne rêvez pas, rares sont les praticiens qui acceptent une telle démarche.

Auprès des compagnies d'assurances

Dans la grande majorité des cas, le médecin expert de la compagnie d'assurances estimera qu'il n'existe aucun fait probant en faveur d'une faute ou d'une erreur et votre médecin sera mis hors de cause par sa propre assurance. Et même si la responsabilité professionnelle du médecin est engagée, la compagnie qui vous assure organisera une expertise amiable avec un de ses propres experts. Toutes les cartes sont donc entre les mains de la partie adverse ! Par ailleurs, le montant de l'indemnisation obtenue par une transaction amiable est souvent inférieur à ce que vous auriez obtenu par la voie judiciaire, si vous êtes seul dans cette démarche.

Auprès des médiateurs et des commissions de conciliation

Une transaction amiable peut aussi être tentée dans le cas d'une faute survenue en milieu hospitalier, où il existe des médiateurs et des commissions de conciliation dont le rôle est de vous expliquer les causes et les raisons d'une faute éventuelle, en cherchant le plus souvent à minimiser les séquelles ou tout simplement à nier toute notion d'erreur, de faute ou de négligence de la part de l'établissement. Si vous choisissez cette voie, il est conseillé de vous faire assister par un médecin dans toutes les démarches.

Auprès du Conseil de l'Ordre du praticien

Si le litige avec votre médecin, votre chirurgien ou votre dentiste persiste, vous pouvez être tenté de vous adresser au Conseil de l'Ordre des médecins ou des chirurgiens-dentistes de votre département, qui désignera un confrère en vue d'une conciliation. Le Conseil national de l'Ordre pourra aussi prononcer une sanction disciplinaire à l'encontre du médecin mis en cause. Cette action n'entraînera qu'une sanction ordinale et non financière. Mieux vaut être en possession d'un rapport d'expertise médicale avant de saisir l'ordre. Votre position n'en sera que plus forte. Mais si vous êtes convaincu d'être victime d'une erreur médicale, vous pouvez aussi porter votre litige devant les tribunaux.

La voie judiciaire

La juridiction civile

Pour les soins dispensés en cabinet ou établissement privé

Pour ces soins, vous devez mettre en cause la responsabilité de votre praticien devant un tribunal civil (tribunal d'instance si le montant du préjudice est inférieur à 10 000 euros, tribunal de grande instance si ce montant dépasse 10 000 euros). Il est d'ailleurs difficile d'évaluer avec précision le montant global des différents préjudices subis et, dans la majorité des cas, vous avez intérêt à vous diriger directement vers le tribunal de grande instance.

Attention, cette procédure ne peut se faire que par l'intermédiaire d'un avocat et va donc entraîner des conséquences financières non négligeables dès le départ. Toutefois, certaines de ces dépenses vous seront remboursées en totalité (frais d'expertise) ou partiellement sous forme d'indemnité (frais de procédure) si vous gagnez votre procès.

Bien évidemment, vous devez avoir en mains la totalité de votre dossier médical et, si possible, une note de synthèse d'un médecin expert qui a étudié votre dossier. Votre avocat « assigne » alors le praticien incriminé ou l'établissement mis en cause devant le tribunal de grande instance dont dépend le médecin ou la clinique, et demande la désignation d'un médecin expert judiciaire. Cet expert devra se prononcer sur l'existence ou non d'une faute imputable à vos adversaires. Quatre procédures sont possibles :

• La procédure du référé

Il s'agit d'une action rapide (entre huit et quinze jours) permettant au tribunal de décider la nomination d'un expert. En principe, si votre avocat présente un bon dossier et si vos arguments en faveur d'une erreur de votre médecin sont importants, vous obtiendrez la nomination de l'expert (et cela d'autant plus que les honoraires de l'expert ainsi désigné seront à votre charge).

• La procédure au fond

Si votre rapport d'expertise est favorable, votre avocat peut alors engager une procédure « au fond » devant le tribunal de grande instance, afin d'obtenir réparation de vos préjudices sur la base du rapport d'expertise. Le délai entre cette démarche et le jugement peut varier de quelques mois à plusieurs années en fonction de l'encombrement des tribunaux. Bien entendu, la partie adverse (ou vous-même, si vous estimez que les juges n'ont pas accédé de façon satisfaisante à vos demandes) a la faculté de faire appel de cette décision.

• La cour d'appel

Le fait de porter l'affaire devant la cour d'appel entraîne la suspension de l'exécution du jugement de première instance. Mais, dans bon nombre de cas, les juges, s'ils reconnaissent la réalité de la faute de votre médecin et estiment votre démarche légitime, peuvent vous accorder tout ou partie de votre indemnisation avec la mention « exécution provisoire ». Dès lors, la partie adverse devra vous verser le montant indiqué par le tribunal.

Mais la procédure repart néanmoins devant une nouvelle juridiction, la cour d'appel. N'oubliez pas que celle-ci peut confirmer la décision de première instance, l'aggraver en votre faveur, mais aussi l'annuler totalement et émettre une nouvelle décision qui peut vous être totalement défavorable. Il est donc conseillé, par prudence, de ne pas utiliser les indemnités que vous aurez peut-être reçues.

• La Cour de cassation

Si le jugement du tribunal de grande instance vous a été défavorable et que la cour d'appel a confirmé ou aggravé le premier jugement, vous avez la possibilité de saisir la Cour de cassation, qui ne juge pas le fond de l'affaire, mais contrôle le bon respect des règles de droit.

Pour accéder à la Cour de cassation, vous devez faire appel à un avocat auprès de la Cour de cassation, seul habilité à intervenir devant cette juridiction. C'est une démarche souvent coûteuse ; faites-vous conseiller par votre avocat sur vos chances d'aboutir.

Soit la Cour de cassation rejette votre pourvoi et l'arrêt de la cour d'appel deviendra définitif, soit elle

« casse » tout ou partie de l'arrêt de la cour d'appel et votre affaire sera à nouveau jugée, par une autre cour d'appel que celle qui s'est déjà prononcée.

Pour les soins dispensés dans un établissement public

En cas de litige avec un praticien exerçant dans un établissement public, adressez votre demande à une juridiction administrative : le tribunal administratif.

• Le recours préalable

Avant de s'adresser au tribunal administratif, vous devez, dans un délai de 10 ans maximum après la date des faits incriminés ou de la consolidation de vos séquelles, adresser un recours préalable auprès du directeur de l'établissement mis en cause. Celui-ci pourra prendre acte de votre recours, en reconnaître le bien-fondé, et déclencher une procédure d'indemnisation amiable sur la base d'une expertise de la compagnie d'assurances de son établissement.

Le directeur peut aussi ne pas donner de réponse à votre demande, ou refuser une telle démarche et vous en tenir informé. C'est la situation dans la majorité des cas. Vous disposez alors d'un délai de deux mois après l'envoi de votre lettre recommandée avec accusé de réception pour vous adresser au tribunal administratif ou pour saisir la Commission de conciliation et d'indemnisation.

• Le tribunal administratif

Le tribunal administratif a pour vocation de régler les litiges survenant entre les administrés et l'administration ou les services publics. Vous devez adresser un mémoire écrit au président du tribunal administratif de votre ville en indiquant clairement les griefs formulés contre l'établissement hospitalier. Comme dans le cas d'une erreur médicale commise dans un établissement privé, l'aide d'un avocat spécialisé dans le dommage corporel est vivement conseillée.

Le tribunal administratif nomme un expert qui vous convoquera à une réunion d'expertise avec toutes les parties mises en cause. Il fera parvenir son rapport directement au tribunal administratif. Lorsque l'instruction de votre dossier sera close, le tribunal fixera la date de l'audience publique. Vous pourrez vous présenter seul à l'audience et défendre vous-même votre dossier. Dans ce cas-là, vous n'avez pas de frais à engager (pas d'honoraires d'avocat).

Sachez que le tribunal suivra dans la très grande majorité des cas les conclusions du médecin expert qu'il a désigné. Le jugement vous sera signifié par lettre recommandée quelques semaines plus tard. Comme dans la juridiction civile, vous (ou la partie adverse) pouvez faire appel si le jugement ne vous convient pas.

• La cour administrative d'appel

Les cours administratives d'appel sont compétentes pour statuer sur les appels formés contre les jugements des tribunaux administratifs. La présence d'un avocat est obligatoire. Vous disposez de deux mois après la décision litigieuse pour former un appel. Le délai entre votre saisie de la cour administrative d'appel et le jugement peut être de plusieurs mois, voire plusieurs années. Si la décision rendue par la cour d'appel ne vous convient pas, vous pouvez saisir le Conseil d'État.

• Le Conseil d'État

Le Conseil d'État est une juridiction administrative qui a des pouvoirs plus étendus que la Cour de cassation (qui est une juridiction civile) puisqu'il possède à la fois la qualité de Cour suprême de l'ordre administratif par sa possibilité de cassation, mais aussi de juge de droit commun en appel. Pour saisir le Conseil d'État, vous devez faire appel à un avocat au Conseil d'État.

La juridiction pénale

Dans le cas d'une faute très grave, la voie pénale recueille aujourd'hui la faveur des victimes ou des ayants droit. La juridiction pénale s'applique à tous les modes d'exercice de la médecine, quelle que soit la spécialité, dans le public ou dans le privé. Elle permet d'obtenir à la fois la sanction pénale du praticien mais aussi la réparation des différents préjudices subis si ce dernier exerce à titre libéral.

Mais sachez qu'il s'agit d'une solution qui ne permet d'obtenir un jugement qu'après de longues années. Et dans un très grand nombre de cas, votre plainte ne sera pas retenue par le procureur de la République, sera classée sans suite ou fera l'objet d'un non-lieu après instruction de l'affaire par un juge d'instruction.

Il convient donc de réserver la voie pénale pour les faits d'une extrême gravité, et lorsque votre désir d'une sanction exemplaire est plus fort que la demande d'une indemnisation financière.

- Le dépôt de plainte

Au premier abord, la voie pénale semble plus simple qu'une procédure classique. En effet, vous pouvez déposer une plainte contre le médecin mis en cause dans un des commissariats de votre ville, à la gendarmerie ou en adressant une lettre recommandée avec accusé de réception au procureur de la République de votre ville. Vous devez expliquer de façon claire et précise le déroulement des faits incriminés et les préjudices subis, en apportant des preuves (en particulier par des pièces médicales). Vous pouvez réaliser cette démarche par vous-même, mais la rédaction du document ne doit jamais être tendancieuse ni diffamatoire à l'égard du médecin mis en cause et doit se résumer à l'énoncé des faits.

• L'enquête préliminaire

Votre dépôt de plainte va parvenir entre les mains du procureur de la République qui va chercher à obtenir des renseignements complémentaires sur les faits. Pour cela, il demande aux services de police ou de gendarmerie de réaliser une enquête préliminaire. À la lecture du rapport d'enquête préliminaire, deux possibilités s'offrent alors au procureur. S'il estime qu'aucune infraction caractérisée ne peut être retenue à l'encontre du médecin que vous avez mis en cause, il classera l'affaire sans suite et vous informera de sa décision par une lettre. N'hésitez pas à le relancer pour connaître sa décision. Vous ne pourrez contester un classement sans suite qu'en déposant plainte auprès du doyen des juges d'instruction du tribunal de grande instance de votre ville, et cette démarche n'est pas gratuite... Si le procureur a trouvé dans le rapport des éléments probants qui laissent supposer qu'une infraction pénale a bien été commise, il déclenchera l'action publique, c'est-à-dire la tenue d'un procès pénal, ou désignera un juge d'instruction chargé d'instruire votre affaire.

• Le juge d'instruction

Le juge d'instruction est un magistrat chargé par le procureur de la République (ou par le doyen des juges d'instruction dans le cas d'un classement sans suite) d'instruire votre affaire. Le juge d'instruction demandera une ou plusieurs expertises médicales, convoquera les différentes parties mais aussi tous les témoins qu'il jugera utile d'entendre, et saisira tous les documents nécessaires au bon déroulement de son enquête. Il peut aussi décider la mise en examen du médecin incriminé. Dans la procédure pénale, le juge d'instruction est seul maître du jeu ou presque... Vous avez en effet la possibilité de demander ou d'orienter certaines démarches en sollicitant une entrevue pour lui faire part de vos convictions.

Lorsque les investigations sont terminées, le juge d'instruction vous convoque pour vous faire part de l'avancée de l'enquête et, éventuellement, de la décision qu'il va prendre. S'il conclut qu'il n'existe pas d'infraction caractérisée au code pénal à l'encontre du praticien que vous avez mis en cause, il peut rendre une ordonnance de non-lieu. Si, au contraire, il estime que l'enquête a permis de dégager un faisceau de preuves mettant en évidence une ou plusieurs infractions, il va prononcer une mise en examen à l'encontre du médecin incriminé. Il décidera alors, par une ordonnance de renvoi, d'envoyer le praticien devant le tribunal correctionnel pour y être jugé.

- Le tribunal correctionnel

Si vous voulez obtenir réparation des préjudices subis, vous devez vous porter partie civile et il est conseillé de prendre un avocat. Si vous ne vous êtes pas porté partie civile, le tribunal correctionnel pourra rendre comme jugement une condamnation pénale à l'encontre de votre praticien, une éventuelle peine de prison (ferme ou avec sursis) et une amende. Si vous vous êtes constitué partie civile avec l'aide de votre avocat, outre la condamnation pénale de votre praticien, les juges peuvent décider la réparation des préjudices que vous avez subis et déterminer le montant de vos dommages et intérêts. Le calcul se fera à l'aide du rapport d'expertise demandé par le juge d'instruction.

• La cour d'appel

La partie adverse ou vous-même pouvez faire appel du jugement. Cependant, en matière pénale, vous ne pouvez pas faire appel des peines de prison ou des suspensions prononcées par les magistrats ; seule la personne condamnée en a le droit, ainsi que le Procureur de la République. En tant que partie civile, vous ne pouvez que contester les sommes qui vous ont été allouées.

• La Cour de cassation

Si la décision d'appel ne vous convient pas sur l'indemnisation obtenue uniquement, vous pouvez vous tourner vers la Cour de cassation. Celle-ci peut confirmer la décision de la cour d'appel, et la procédure arrive alors à son terme, ou casser l'arrêt en totalité ou en partie, et un nouveau procès sera possible devant une nouvelle cour d'appel, autre que celle qui a déjà jugé votre affaire.

Si vous estimez que votre procédure a duré trop longtemps, vous pouvez déposer un recours auprès de la Cour européenne des droits de l'homme. La Cour européenne a condamné la France a plusieurs reprises pour des procédures anormalement longues. Vous recevrez alors des dommages et intérêts.

Les juridictions ordinales

Si vous souhaitez surtout que votre praticien ne puisse plus jamais commettre d'erreur, ou que vous considérez que la décision judiciaire ne tient pas assez compte des préjudices que vous avez subis, vous pouvez demander une sanction disciplinaire à l'encontre de votre praticien en déposant une plainte auprès du Conseil départemental de l'Ordre dont il dépend. En effet, l'action disciplinaire a pour but d'assurer le respect des devoirs incombant à chacun de ses membres et, partant, de contribuer à la sauvegarde de l'honneur et de l'indépendance de la profession dans l'intérêt public. Les sanctions disciplinaires peuvent être un avertissement, un blâme, l'interdiction temporaire d'exercer, ou la radiation pure et simple du tableau de l'ordre.

Vous pouvez déposer une plainte contre votre praticien auprès du Conseil départemental de son Ordre, dont vous trouverez les coordonnées dans l'annuaire. Cette plainte prend la forme d'une lettre recommandée avec accusé de réception contenant un historique détaillé des faits incriminés, le double des pièces médicales correspondantes et, si possible, la référence des articles du code de déontologie que vous estimez violés par votre praticien.

Le président du Conseil départemental de l'Ordre dispose d'un délai d'un mois à compter de l'enregistrement de la plainte pour organiser une réunion de conciliation. En cas d'échec de cette réunion, il transmet la plainte à la Chambre disciplinaire de première instance, avec l'avis motivé du Conseil, dans un délai de trois mois à compter de l'enregistrement de la plainte. Cette Chambre disciplinaire de première instance doit statuer dans les six mois suivant le dépôt de plainte.

Vous recevrez alors une convocation à une séance de la Chambre disciplinaire de première instance. Vous devez rester calme au cours de la séance et bien expliquer les éléments que vous reprochez à votre praticien. Vous pouvez aussi vous faire assister ou représenter. Ne profitez surtout pas de cette entrevue pour régler des comptes avec votre praticien. Vous serez averti de la décision de la Chambre par courrier quelques semaines plus tard.

La Chambre disciplinaire nationale peut être saisie en appel des décisions des Chambres disciplinaires de première instance. L'appel contre les décisions des Chambres disciplinaires de première instance a un effet suspensif. Les décisions rendues par la Chambre disciplinaire nationale sont susceptibles de recours devant le Conseil d'État.

Gardez bien à l'esprit que, sauf dans les cas très graves, les jugements des juridictions ordinales sont souvent décevants. Vous aurez l'impression que le médecin a été plutôt soutenu par ses pairs que jugé par eux. Si vous n'êtes pas satisfait de la décision ordinale, vous pouvez toujours, si cela n'a pas été fait avant, engager une procédure, soit devant le tribunal de grande instance, soit devant le tribunal administratif.

L'Office national d'indemnisation des accidents médicaux et les Commissions de conciliation et d'indemnisation

La loi relative aux droits des malades du 4 mars 2002, dite loi Kouchner, vise à régler les difficultés rencontrées par les victimes d'accidents corporels graves en leur permettant d'obtenir une indemnisation facile et rapide. Cette loi s'applique aux victimes d'accidents médicaux, mais aussi d'affections iatrogènes (affections liées à des soins) et d'infections nosocomiales (infections contractées dans un établissement de soins).

Pour faire appel à une Commission de conciliation et d'indemnisation (C.C.I.), il est impératif que le dommage que vous avez subi ait eu lieu après le 5 septembre 2001 et remplisse un des critères requis par la loi, c'est-à-dire que vous présentiez des séquelles très graves. Sinon, votre seul recours sera d'engager une procédure devant un tribunal.

En cas d'aléa thérapeutique, c'est-à-dire en l'absence de responsabilité, l'indemnisation sera versée par un établissement public appelé l'Office national d'indemnisation des accidents médicaux (O.N.I.A.M.).

L'Office national d'indemnisation des accidents médicaux (O.N.I.A.M.)

L'O.N.I.A.M. a une double mission :

- Organiser le règlement amiable des accidents médicaux en mettant en place les Commissions de conciliation et d'indemnisation et assurer le fonctionnement de ces structures ;
- Indemniser les victimes d'aléas thérapeutiques dont l'indemnisation est prévue par la loi.

L'O.N.I.A.M. n'intervient que pour le versement de votre indemnisation, dans le cas d'un aléa thérapeutique, d'une infection nosocomiale (si votre I.P.P. est supérieure à 24 %), ou pour une erreur médicale fautive sans prise en charge par l'assureur. Par ailleurs, l'O.N.I.A.M. indemnise pour le compte de l'État les victimes de vaccinations obligatoires et d'hépatites C post-transfusionnelles.

Les Commissions de conciliation et d'indemnisation (C.C.I.)

Si vous estimez être victime d'un dommage imputable à une action de prévention, de diagnostic ou de soins, ou à des complications liées à une vaccination obligatoire, vous devez saisir la C.C.I. dont vous dépendez. Si elle estime que votre dommage présente le caractère de gravité défini par la loi, la C.C.I. diligentera une expertise médicale (gratuite pour les victimes) qui sera réalisée par un médecin expert inscrit sur la liste nationale des experts en accidents médicaux.

En cas d'avis concluant à l'existence d'une responsabilité, l'assureur de la personne désignée responsable doit présenter une offre d'indemnisation visant à la réparation intégrale des préjudices dans un délai de quatre mois. Si vous acceptez, l'assureur doit vous verser l'indemnité dans un délai d'un mois. En cas d'avis concluant à l'existence d'un aléa thérapeutique et lorsque le dommage présente un caractère anormal au regard de l'acte médical et de la santé du patient, l'O.N.I.A.M. vous fera directement une offre d'indemnisation en respectant les mêmes délais.

Dans quels cas saisir une C.C.I. ?

Tout d'abord, il faut que l'accident médical, l'affection iatrogène ou l'infection nosocomiale ait été causé(e) par un acte de prévention, de diagnostic ou de soins réalisé à compter du 5 septembre 2001, et datant de moins de dix ans après la date de votre consolidation. De plus, il est nécessaire que le dommage subi ait une gravité correspondant à l'un de ces cas :

- Un D.F.P. supérieure à 24 % ;
- Une durée d'incapacité temporaire totale d'au moins six mois consécutifs ou six mois non consécutifs sur douze mois ;
- L'inaptitude à exercer votre activité professionnelle ou la survenue de troubles importants dans vos conditions d'existence.

Sans compétences particulières dans le domaine médical, il est difficile d'évaluer l'importance réelle de vos préjudices et surtout de déterminer si votre D.F.P. est supérieure à 24 %. Nous vous conseillons donc de contacter un médecin expert ou une association de défense de victimes afin de faire évaluer vos préjudices, constituer votre dossier médical, et ainsi obtenir rapidement une évaluation de vos séquelles.

Dans la majorité des cas, il est conseillé aux victimes ou aux familles de victimes de déposer un dossier auprès de la C.C.I. La victime obtient alors gratuitement la réalisation d'une expertise médicale contradictoire (c'est-à-dire entre elle-même et les différentes parties mises en cause), et disposera par la suite d'un rapport d'expertise reconnaissant la faute ou l'erreur médicale et évaluant les différents préjudices.

Dans quels cas être indemnisé par l'O.N.I.A.M. ?

Vous pouvez être indemnisé par l'O.N.I.A.M. dans les cas suivants :

- Absence de faute, lorsque vos préjudices sont en rapport avec un acte de prévention, de diagnostic ou de soins ayant entraîné des conséquences anormales et très graves par rapport à l'acte pratiqué. C'est ce que l'on appelle l'aléa thérapeutique.

- Infection nosocomiale, c'est-à-dire une infection contractée au cours d'un acte de soins ou d'hospitalisation ayant entraîné une I.P.P. supérieure à 24 % ou un décès.
- Dommage causé par un professionnel de santé ayant exercé en dehors du champ de son activité professionnelle.
- Complications liées à une vaccination obligatoire ou à une hépatite C post-transfusionnelle.

Si vous êtes victime d'un accident médical fautif, l'assureur du professionnel de santé mis en cause devra vous indemniser. En cas de silence ou de refus de sa part, vous pourrez demander à l'O.N.I.A.M. de se substituer à l'assureur.

Le montant de l'indemnisation

L'indemnisation doit assurer la réparation intégrale de tous les préjudices subis (préjudice fonctionnel, souffrances physiques et morales endurées, préjudice esthétique, préjudice d'agrément, pertes de salaires et d'autres gains professionnels, frais médicaux non pris en charge par les organismes sociaux...

L'ensemble de ces préjudices est évalué par le médecin expert choisi par la C.C.I. L'expertise médicale est donc capitale dans la procédure d'indemnisation. Aussi, n'assistez jamais seul à l'expertise, mais toujours accompagné par un médecin et/ou un avocat. Et faites toujours contrôler la proposition financière de l'O.N.I.A.M. ou de l'assureur par des personnes habituées aux mécanismes d'indemnisation, comme par exemple les avocats spécialisés dans la défense des victimes de dommages corporels.

Quoi qu'il en soit, si le rapport d'expertise de la C.C.I. vous est favorable, nous vous conseillons d'arrêter vos démarches avec cette commission et d'engager une procédure classique devant les tribunaux à l'encontre du praticien ou de l'établissement dont la responsabilité a été reconnue. Vous obtiendrez alors une indemnisation plus importante qu'avec la C.C.I.

Avantages et limites

Nous disposons du recul nécessaire sur la pratique des C.C.I. et des expertises réalisées dans ce cadre pour affirmer que la gratuité des mesures d'expertise associée à la rapidité de l'obtention du rapport en fait un avantage non négligeable pour les victimes. En effet, c'est à la victime d'apporter la preuve de son dommage, de l'existence de la fautc, mais également du lien de causalité. Cette démonstration passe nécessairement par une expertise médicale. Or, cette dernière représente un coût non négligeable (entre 1 500 et 4 000 euros). La saisine des C.C.I. va permettre d'obtenir la désignation d'un ou plusieurs experts, dont les honoraires seront pris en charge par la solidarité nationale. De plus, les aléas judiciaires entraînent souvent l'impatience des victimes, compte tenu des délais parfois très longs pour obtenir une décision de justice. Dans le cadre des C.C.I., la décision est connue et délivrée dans un temps correct suivant le dépôt du rapport d'expertise.

Cependant, et c'est l'un des inconvénients majeurs, les avis des C.C.I. ne sont pas opposables aux parties (médecin ou établissement) dont la responsabilité est reconnue. En d'autres termes, malgré la reconnaissance d'une faute par un expert et la confirmation de cette dernière par la C.C.I., la compagnie d'assurances du médecin ou de l'établissement incriminé peut parfaitement refuser d'indemniser la victime. Dans une telle situation, l'O.N.I.A.M. peut se substituer à l'assureur défaillant pour vous indemniser (il ne s'agit toutefois pas d'une obligation et l'O.N.I.A.M. peut ne pas proposer d'indemnisation). Certaines compagnies d'assurances, coutumières du fait, n'hésitent donc pas à laisser les démarches se réaliser tranquillement dans le cadre de la C.C.I. en participant aux opérations d'expertise, mais refusent toute indemnisation une fois la décision rendue.

Quoi qu'il en soit, le recours à la C.C.I. vous permettra d'obtenir un rapport d'expertise sans avoir à régler les honoraires des experts. Ce rapport est réputé contradictoire, c'est-à-dire qu'il est opposable à toutes les parties qui ont participé aux opérations d'expertise. Une fois ce rapport en main, s'il vous est bien entendu favorable, vous pouvez engager une procédure directement devant le tribunal pour obtenir l'indemnisation des différents préjudices évalués au cours de l'expertise de la C.C.I.

La face cachée des expertises

L'expertise médicale représente le moment clé de votre démarche d'indemnisation. Elle se tiendra au cabinet du médecin expert désigné par la compagnie d'assurances ou du médecin expert judiciaire désigné par le tribunal. Vous devez bien sûr y assister, mais seront aussi présents :

- le médecin ou le représentant de l'établissement mis en cause ;

- le ou les médecins experts des compagnies d'assurances adverses ;
- le médecin-conseil que vous aurez choisi personnellement pour défendre vos intérêts, ou à défaut le médecin de votre propre compagnie d'assurances ;
- les avocats des différentes parties, y compris le vôtre.

Il existe trois sortes d'expertises : l'expertise amiable contradictoire, l'expertise d'arbitrage et l'expertise judiciaire.

L'expertise amiable contradictoire

Cette expertise est mise en place si vous avez décidé de gérer seul votre contentieux avec la compagnie d'assurances du praticien ou de l'établissement mis en cause. Vous serez aidé par un médecin indépendant de votre choix ou par un médecin mis à votre disposition par votre assurance si vous en faites la demande. Ce médecin vous assistera au cours de chacune des réunions d'expertise diligentée par la compagnie d'assurances adverse, pour veiller à son bon déroulement et défendre vos droits pour une indemnisation juste de vos préjudices.

Dans le cadre de cette expertise amiable contradictoire, votre médecin-conseil devra signer conjointement le rapport d'expertise avec le médecin de la compagnie d'assurances adverse. Détail qui peut avoir son importance dans la discussion, le médecin de la compagnie d'assurances ne pourra obtenir le règlement de ses honoraires qu'après la signature du rapport par votre médecin-conseil. Votre médecin-conseil a les mêmes compétences et les mêmes prérogatives que le médecin de la compagnie d'assurances.

L'expertise d'arbitrage

Si votre médecin-conseil estime ne pas avoir obtenu une évaluation correcte de vos préjudices malgré une discussion animée et argumentée avec le médecin de la compagnie d'assurances, vous pouvez contester le rapport d'expertise et demander une procédure d'arbitrage.

Pour la réalisation de cette nouvelle expertise, la compagnie d'assurances adverse vous proposera de choisir un nouvel expert, souvent un médecin expert près la cour d'appel. Votre médecin-conseil pourra bien entendu vous assister, mais cette fois-ci avec un rôle de conseil, sans être habilité à contresigner le rapport d'expertise.

Notez que dans la grande majorité des cas, vous aurez déjà obtenu une juste évaluation de vos préjudices au cours de l'expertise amiable contradictoire. Les procédures d'arbitrage se rencontrent souvent à la suite de litiges avec un nombre restreint de médecins de compagnies d'assurances, avec lesquels il est difficile d'arriver à un accord amiable.

L'expertise judiciaire

Cette expertise est diligentée par le tribunal de grande instance, le tribunal administratif ou le juge d'instruction dans le cadre d'une procédure judiciaire. Au cours de cette réunion toujours impressionnante, vous serez seul face à vos adversaires qui tenteront de démontrer l'absence de faute. C'est la raison pour laquelle il convient d'être bien préparé et impérativement assisté. La discussion deviendra vite difficile pour vous car elle va se résumer à un débat technique comportant de nombreux termes médicaux difficilement compréhensibles pour le profane.

En principe, le juge choisit un médecin expert spécialiste de la même discipline que celle pratiquée par le médecin que vous avez mis en cause. Cependant, il peut arriver que votre cas implique plusieurs spécialités distinctes (par exemple gynécologie-obstétrique et pédiatrie pour un problème d'accouchement). Dans ce cas, l'expert peut estimer que sa compétence ne lui permet pas d'aborder tous les problèmes et va demander à être assisté dans sa mission par un ou plusieurs « sapiteurs ». Ces sapiteurs sont des médecins spécialistes exerçant des disciplines différentes de celle de l'expert et qui vont donner leur avis sur les pans de l'affaire qui les concernent. Leur intervention entraîne le versement d'un complément d'honoraires.

Le déroulement d'une expertise

D'une manière générale, l'expertise se déroule en cinq temps, qui feront chacun l'objet d'un chapitre du rapport qui sera par la suite rédigé par l'expert.

- L'exposé des faits

Vous devez faire le récit de l'erreur médicale présumée telle que vous l'avez vécue. Soyez précis, concis et ne faites pas de remarques désobligeantes. Tenez-vous en uniquement aux faits tels qu'ils se sont déroulés. À l'oral, vous risquez fort de perdre vos moyens et nous vous conseillons de préparer par écrit un résumé des faits que vous lirez. Vous éviterez ainsi d'oublier des détails qui vous paraissent anodins mais qui peuvent être importants pour l'expert. L'expert devra rédiger dans son rapport un exposé des faits le plus conforme possible à la réalité, en tenant compte à la fois de votre récit et des documents médicaux fournis par les parties.

• L'étude des pièces du dossier

Un expert consciencieux aura parfaitement étudié le dossier avant la réunion d'expertise. Il va donc rappeler chronologiquement les faits en se référant aux pièces médicales importantes. Il va confirmer, parfois nuancer ou même contredire ce que vous venez de raconter.

• L'examen médical de la victime

Ce moment de l'expertise est capital, car il conditionne votre future indemnisation. L'examen est réalisé uniquement par l'expert judiciaire et doit se dérouler dans une pièce différente de la salle de réunion (si ce n'est pas possible, tous les participants qui ne sont pas médecins doivent impérativement quitter la salle). Votre médecin-conseil reste bien entendu à vos côtés pour veiller au bon déroulement de l'examen. N'oubliez pas que l'expert ne peut pas deviner les problèmes que vous rencontrez dans la vie courante. Il est judicieux de lui transmettre une liste de toutes les difficultés auxquelles vous êtes confronté au cours d'une journée normale, du matin au soir (toilette, habillage, repas, courses...). Il en va de même pour toutes les activités de loisirs qui vous sont devenues impossibles depuis l'intervention chirurgicale ou le traitement incriminé. Dans cette liste, vous mentionnerez aussi les différents préjudices moraux et physiques que vous estimez subir, en expliquant ceux qui sont difficiles à exprimer oralement (comme le préjudice sexuel, par exemple). Vous devrez donner un exemplaire de ce document à chacune des parties.

• La discussion

C'est la discussion qui conditionne le jugement de votre affaire par le magistrat. L'expert doit utiliser des termes compréhensibles par tout un chacun, car son rapport est destiné à des non-médecins. Il doit répondre à toutes les questions posées dans la mission d'expertise et déterminer s'il s'agit d'une erreur ou d'une faute, d'une négligence ou même d'un aléa thérapeutique en donnant des arguments précis. S'il considère qu'il n'y a pas eu faute, il devra expliquer pourquoi, selon lui, les soins que vous avez reçus étaient diligents, consciencieux et conformes aux données acquises de la science.

• La conclusion

L'expert fait un résumé sommaire des chapitres précédents et donne sa conclusion qui doit être claire, précise et motivée. Il doit établir si votre état actuel, avec toutes les séquelles décrites au cours de l'expertise, est en relation directe et certaine avec l'erreur ou la faute commise. Dans la mission d'expertise, il est souvent précisé que l'expert doit adresser un pré-rapport aux différentes parties, qui disposent alors de quatre semaines pour transmettre leurs remarques. Ces remarques, que l'on appelle aussi « dires à expert », sont d'une grande importance, car d'une part elles seront annexées au rapport d'expertise, et d'autre part l'expert a obligation d'y répondre. Profitez-en pour transmettre à l'expert de nouvelles questions ou des remarques pertinentes, dont vous laisserez le soin de la rédaction à votre médecin-conseil ou votre avocat.

À la fin de ses conclusions, l'expert judiciaire doit évaluer vos différents préjudices, poste par poste, en leur attribuant un coefficient parfaitement codifié (de 0 à 7 pour le préjudice de la douleur ou le préjudice esthétique, de 0 à 100 % pour le déficit fonctionnel permanent...). Votre avocat traduira ensuite ces coefficients en euros pour estimer votre indemnisation. Gardez à l'esprit que l'expert n'est qu'un « technicien médical » chargé d'éclairer le juge sur la réalité de la faute et l'importance des séquelles. Le juge reste seul maître de la décision et peut parfaitement rendre un jugement différent des conclusions de l'expert judiciaire. Néanmoins, dans la grande majorité des cas, le juge va s'en remettre aux conclusions de l'expert.

• Après l'expertise

Si votre avocat n'a pas participé à l'expertise, il est souhaitable que vous lui fassiez un compte rendu circonstancié de la réunion (soit par écrit, soit au cours d'un rendez-vous). Bien entendu, si vous étiez assisté d'un médecin, celui-ci devra adresser à votre avocat un « rapport d'assistance à expertise ».

Ne vous étonnez pas si vous avez constaté au cours de la réunion des attitudes plus amicales que confraternelles entre l'expert et les conseils de la partie adverse. Dans ces réunions d'expertise, le tutoiement est souvent de mise, les experts et les médecins des compagnies d'assurances se rencontrant très régulièrement. En revanche, si vous avez relevé des anomalies manifestes dans le déroulement de la mission d'expertise, vous devez bien entendu en avertir votre avocat.

Comment interpréter un rapport d'expertise

L'expert doit rendre son rapport dans le délai imparti par le juge. Toutefois, dans certains cas, l'expert peut demander une prolongation de quelques mois afin de mener des investigations complémentaires ou de récupérer des pièces médicales importantes. Les juges accueillent toujours de manière favorable la requête de l'expert si ses motifs sont légitimes.

Votre avocat et votre médecin-conseil recevront une copie du rapport. La discussion de l'expert est particulièrement importante pour votre avocat, qui va rechercher si l'expert reconnaît le lien de causalité entre l'acte du médecin ou du dentiste présumé fautif et votre état actuel, mais aussi si la notion de faute ou d'erreur apparaît clairement dans le document.

La conclusion du rapport est très importante pour vous, l'expert y répertoriant les différentes séquelles que vous présentez en attribuant à chacune un coefficient.

- Si le rapport vous est favorable

Si l'expert, dans la discussion et la conclusion du rapport, reconnaît bien d'une part la réalité de la faute du médecin ou de l'établissement que vous avez mis en cause, et d'autre part le lien de causalité entre cette faute et votre état actuel, le rapport d'expertise vous est favorable. Par l'intermédiaire de votre avocat, vous pouvez donc approximativement chiffrer le montant des indemnités auxquelles vous avez droit et demander au tribunal l'indemnisation de vos différents préjudices.

N'oubliez pas que les magistrats ne peuvent pas juger *ultra petita*, c'est-à-dire qu'ils n'ont pas la possibilité de vous accorder une somme supérieure à celle que vous demandez, quand bien même elle serait justifiée. Pour éviter cet inconvénient, votre avocat doit demander un montant global d'indemnisation conforme aux conclusions du rapport, mais aussi à vos exigences personnelles légitimes (ne pas oublier le préjudice moral et le préjudice d'agrément, difficilement chiffrables à partir du simple rapport d'expertise et laissés à l'appréciation des juges).

• Si le rapport vous est défavorable

Si, dans sa conclusion, l'expert ne reconnaît pas l'existence d'une erreur ou d'une faute du médecin ou de l'établissement que vous avez mis en cause, le rapport d'expertise vous est alors défavorable. L'expert peut ainsi estimer que les complications que vous avez présentées au cours ou à la suite de l'acte médical ou chirurgical incriminé ne sont pas en relation directe avec une faute mais peuvent provenir d'une affection ancienne ou concomitante à l'acte. Il peut aussi employer le terme d'« aléa thérapeutique », qui désigne des complications dont la gravité et les conséquences sont sans commune mesure avec l'acte pratiqué. Un aléa thérapeutique, c'est « la faute à pas de chance »...

Si vous-même ou votre avocat pensez que le rapport d'expertise ne reflète pas la vérité, ne tient pas compte d'arguments importants ou ne répond pas (ou incomplètement) aux dires à expert de votre médecin, il est conseillé de demander une contre-expertise. Cette demande de contre-expertise doit être parfaitement motivée et argumentée. Il ne suffit pas de critiquer le premier rapport d'expertise, mais il faut apporter des éléments nouveaux (par exemple des documents médicaux dont vous ne disposiez pas au cours de la première expertise).

Nous vous conseillons de faire réaliser une critique du rapport d'expertise par un médecin expert, si possible agréé auprès des tribunaux et des cours d'appel, qui donnera une nouvelle interprétation des faits. Ne vous avouez surtout pas vaincu après un premier rapport d'expertise défavorable. Au cours de la réunion de contre-expertise, vous connaîtrez votre dossier, et surtout ses points faibles auxquels vous aurez pu remédier entre-temps. Le stress de la première réunion aura disparu et vous pourrez vous battre à armes égales contre la partie adverse. Dans des affaires qui semblaient perdues, une contre-expertise (et même parfois deux) a permis de mettre en évidence des fautes totalement occultées au cours de la première réunion, et d'obtenir finalement gain de cause.

Textes de référence

Articles du code de déontologie

Un code de déontologie propre à chacune des professions de médecin et de chirurgien-dentiste a été rédigé par le Conseil national de l'Ordre intéressé et soumis au Conseil d'État. Le code de déontologie des médecins comprend 112 articles, celui des chirurgiens-dentistes 81. C'est en fonction de la violation d'un ou plusieurs articles du code de déontologie que votre praticien sera jugé et condamné par la section disciplinaire de son ordre.

Pour les dentistes

En cas de contestation d'honoraires :

Article 33 (R.4127-240 du code de la Santé publique)

Le chirurgien-dentiste doit toujours déterminer le montant de ses honoraires avec tact et mesure. Les éléments d'appréciation sont, indépendamment de l'importance et de la difficulté des soins, la situation matérielle du patient, la notoriété du praticien et les circonstances particulières. Le chirurgien-dentiste est libre de donner gratuitement ses soins. Mais il lui est interdit d'abaisser ses honoraires dans un but de détournement de la clientèle. Le chirurgien-dentiste n'est jamais en droit de refuser à son patient des explications sur le montant de ses honoraires.

Il ne peut solliciter un acompte que lorsque l'importance des soins le justifie et en se conformant aux usages de la profession. Il ne peut refuser d'établir un reçu pour tout versement d'acompte. Aucun mode particulier de règlement ne peut être imposé aux patients. Lorsque le chirurgien-dentiste est conduit à proposer un traitement d'un coût élevé, il établit au préalable un devis écrit qu'il remet à son patient.

En cas d'erreur ou de faute :

Article 3-1 (R.4127-204 du code de la Santé publique)

Le chirurgien-dentiste ne doit en aucun cas exercer sa profession dans des conditions susceptibles de compromettre la qualité des soins et des actes dispensés ainsi que la sécurité des patients. Il doit notamment prendre, et faire prendre par ses adjoints ou assistants, toutes dispositions propres à éviter la transmission de quelque pathologie que ce soit. Sauf circonstances exceptionnelles, il ne doit pas effectuer des actes, donner des soins ou formuler des prescriptions dans les domaines qui dépassent sa compétence professionnelle ou les possibilités matérielles dont il dispose.

Article 27 (R.4127-233 du code de la Santé publique)

Le chirurgien-dentiste qui a accepté de donner des soins à un patient s'oblige :

- À lui assurer des soins éclairés et conformes aux données acquises de la science, soit personnellement, soit, lorsque sa conscience le lui commande, en faisant appel à un autre chirurgien-dentiste ou à un médecin.

- À agir toujours avec correction et aménité envers le patient et à se montrer compatissant envers lui.
- À se prêter à une tentative de conciliation qui lui serait demandée par le président du Conseil départemental en cas de difficultés avec un patient.

En cas de doute concernant le déroulement de la mission d'expertise :

Article 50 (R.4127-257 du code de la Santé publique)

Le chirurgien-dentiste expert doit, avant d'entreprendre toute opération d'expertise, informer de sa mission la personne qu'il doit examiner.

Il doit s'abstenir, lors de l'examen, de tout commentaire.

Article 51 (R.4127-258 du code de la Santé publique)

Lorsqu'il est investi de sa mission, le chirurgien-dentiste expert doit se récuser s'il estime que les questions qui lui sont posées sont étrangères à l'art dentaire, sauf à provoquer la désignation d'un sapiteur. Dans la rédaction de son rapport, le chirurgien-dentiste expert ne doit révéler que les éléments de nature à fournir des réponses aux questions posées dans la décision qui l'a nommé.

Hors ces limites, le chirurgien-dentiste expert doit taire ce qu'il a pu apprendre à l'occasion de sa mission.

Pour les médecins

En cas de contestation d'honoraires :

Article 24 (R.4127-24 du code de la Santé publique)

Sont interdits aux médecins :

- Tout acte de nature à procurer au patient un avantage matériel injustifié ou illicite ;
- Toute ristourne en argent ou en nature, toute commission à quelque personne que ce soit ;
- La sollicitation ou l'acceptation d'un avantage en nature ou en espèces, sous quelque forme que ce soit, d'une façon directe ou indirecte, pour une prescription ou un acte médical quelconque.

Article 29 (R.4127-29 du code de la Santé publique)

Toute fraude, abus de cotation, indication inexacte des honoraires perçus et des actes effectués sont interdits.

Article 53 (R.4127-53 du code de la Santé publique)

Les honoraires du médecin doivent être déterminés avec tact et mesure, en tenant compte de la réglementation en vigueur, des actes dispensés ou de circonstances particulières. Ils ne peuvent être réclamés qu'à l'occasion d'actes réellement effectués. L'avis ou le conseil dispensé à un patient par téléphone ou correspondance ne peut donner lieu à aucun honoraire. Un médecin doit répondre à toute demande d'information préalable et d'explications sur ses honoraires ou le coût d'un traitement. Il ne peut refuser un acquit des sommes perçues. Aucun mode particulier de règlement ne peut être imposé aux malades.

En cas d'erreur ou de faute :

Article 32 (R.4127-32 du code de la Santé publique)

Dès lors qu'il accepte de répondre à une demande, le médecin s'engage à assurer personnellement au patient des soins consciencieux, dévoués et fondés sur les données acquises de la science, en faisant appel, s'il y a lieu, à l'aide de tiers compétents.

Article 33 (R.4127-33 du code de la Santé publique)

Le médecin doit toujours élaborer son diagnostic avec le plus grand soin, en y consacrant le temps nécessaire, en s'aidant dans toute la mesure du possible des méthodes scientifiques les mieux adaptées et, s'il y a lieu, de concours appropriés.

Article 40 (R.4127-40 du code de la Santé publique)

Le médecin doit s'interdire, dans les investigations et interventions qu'il pratique comme dans les thérapeutiques qu'il prescrit, de faire courir au patient un risque injustifié.

Article 71 (R.4127-71 du code de la Santé publique)

Le médecin doit disposer, au lieu de son exercice professionnel, d'une installation convenable, de locaux adéquats pour permettre le respect du secret professionnel et de moyens techniques suffisants en rapport avec la nature des actes qu'il pratique ou de la population qu'il prend en charge.

Il doit notamment veiller à la stérilisation et à la décontamination des dispositifs médicaux qu'il utilise et à l'élimination des déchets médicaux selon les procédures réglementaires. Il ne doit pas exercer sa profession dans des conditions qui puissent compromettre la qualité des soins et des actes médicaux ou la sécurité des personnes examinées.

Il doit veiller à la compétence des personnes qui lui apportent leur concours.

En cas de non-respect de votre consentement libre et éclairé :

Article 35 (R.4127-35 du code de la Santé publique)

Le médecin doit à la personne qu'il examine, qu'il soigne ou qu'il conseille, une information loyale, claire et appropriée sur son état, les investigations et les soins qu'il lui propose. Tout au long de la maladie, il tient compte de la personnalité du patient dans ses explications et veille à leur compréhension.

Toutefois, dans l'intérêt du malade et pour des raisons légitimes que le praticien apprécie en conscience, un malade peut être tenu dans l'ignorance d'un diagnostic ou d'un pronostic grave, sauf dans les cas où l'affection dont il est atteint expose les tiers à un risque de contamination.

Un pronostic fatal ne doit être révélé qu'avec circonspection, mais les proches doivent en être prévenus, sauf exception ou si le malade a préalablement interdit cette révélation ou désigné les tiers auxquels elle doit être faite.

Article 36 (R.4127-36 du code de la Santé publique)

Le consentement de la personne examinée ou soignée doit être recherché dans tous les cas.

Lorsque le malade, en état d'exprimer sa volonté, refuse les investigations ou le traitement proposé, le médecin doit respecter ce refus après avoir informé le malade de ses conséquences. Si le malade est hors d'état d'exprimer sa volonté, le médecin ne peut intervenir sans que ses proches aient été prévenus et informés, sauf urgence ou impossibilité.

Article 41 (R.4127-41 du code de la Santé publique)

Aucune intervention mutilante ne peut être pratiquée sans motif médical très sérieux et, sauf urgence ou impossibilité, sans information de l'intéressé et sans son consentement.

En cas de doute concernant le déroulement de la mission d'expertise :

Article 105 (R.4127-105 du code de la Santé publique)

Nul ne peut être à la fois médecin expert et médecin traitant d'un même malade.

Un médecin ne doit pas accepter une mission d'expertise dans laquelle sont en jeu ses propres intérêts, ceux d'un de ses patients, d'un de ses proches, d'un de ses amis ou d'un groupement qui fait habituellement appel à ses services.

Article 106 (R.4127-106 du code de la Santé publique)

Lorsqu'il est investi d'une mission, le médecin expert doit se récuser s'il estime que les questions qui lui sont posées sont étrangères à la technique proprement médicale, à ses connaissances, à ses possibilités ou qu'elles l'exposeraient à contrevenir aux dispositions du présent code.

Article 107 (R.4127-107 du code de la Santé publique)

Le médecin expert doit, avant d'entreprendre toute opération d'expertise, informer la personne qu'il doit examiner de sa mission et du cadre juridique dans lequel son avis est demandé.

Articles du code de Procédure pénale

Article 221-6 – Des atteintes involontaires à la vie

Le fait de causer, dans les conditions et selon les distinctions prévues par l'article 121-3, par maladresse, imprudence, inattention, négligence ou manquement à une obligation de sécurité ou de prudence imposée par la loi ou le règlement, la mort d'autrui constitue un homicide involontaire puni de trois ans d'emprisonnement et de 45 000 € d'amende.

En cas de manquement délibéré d'obligation de sécurité ou de prudence imposée par la loi ou le règlement, les peines encourues sont portées à cinq ans d'emprisonnement et à 75 000 € d'amende.

Article 222-19 – Des atteintes involontaires à l'intégrité de la personne

Le fait de causer à autrui, dans les conditions et selon les distinctions prévues par l'article 121-3, par maladresse, imprudence, inattention, négligence ou manquement à une obligation de sécurité ou de prudence imposée par la loi ou le règlement, une incapacité totale de travail pendant plus de trois mois est puni de deux ans d'emprisonnement et de 30 000 € d'amende.

En cas de manquement délibéré d'une obligation de sécurité ou de prudence imposée par la loi ou le règlement, les peines encourues sont portées à trois ans d'emprisonnement et à 45 000 € d'amende.

Article 223-6 – De l'entrave aux mesures d'assistance et de l'omission de porter secours

Quiconque pouvant empêcher par son action immédiate, sans risque pour lui ou pour les tiers, soit un crime, soit un délit contre l'intégrité corporelle d'une personne et qui s'abstient volontairement de le faire est puni de cinq ans d'emprisonnement et de 75 000 € d'amende.

Sera puni des mêmes peines quiconque s'abstient volontairement de porter à une personne en péril l'assistance que, sans risque pour lui ou pour les tiers, il pouvait lui prêter soit par son action personnelle, soit en provoquant un secours.

Adresses utiles et définitions

Les associations d'aide aux victimes

Association d'aide aux victimes d'accidents corporels (A.A.V.A.C.). Association d'aide aux victimes d'erreurs médicales, d'accidents de la vie, d'hépatite C post-transfusionnelle, de complications suite à une vaccination ou à la prise d'un médicament…
Site Internet : www.aavac.asso.fr
E-mail : contact@aavac.asso.fr

Association P.P.P. Association de défense de femmes porteuses de prothèses P.I.P.
Site internet : www.associationppp.com
E-mail : secretariat.associationppp@yahoo.com

SOS Amiante. Association d'aide aux victimes de l'amiante dans toutes leurs démarches pour obtenir la meilleure indemnisation.
Site Internet : www.victimes-amiante.org
E-mail : contact@victimes-amiante.org

Fédération nationale des victimes de la route (F.N.V.R.). Association d'aide aux victimes des accidents de la route.

Site Internet : www.fnvictimesdelaroute.asso.fr
E-mail : contact@fnvr.org

Handicap-Indemnisation. Association d'aide aux victimes de la circulation qui présentent de graves séquelles, dans leurs démarches indemnitaires et pour toutes les aides techniques et prothétiques.
Site Internet : www.fnvr-handicap-indemnisation.org
E-mail : contact@fnvr-handicap-indemnisation.org

Décès-Indemnisation. Association d'aide aux familles de victimes décédées au cours d'un accident de la circulation et d'aide auprès des compagnies d'assurances en transaction amiable ou au cours de procédures.
Site Internet : www.fnvr-deces-indemnisation.org
E-mail : contact@fnvr-deces-indemnisation.org

Maison des victimes. Association d'aide aux victimes d'accidents corporels (accidents de la route, accidents de la vie, erreurs médicales...).
Site Internet : www.maisondesvictimes.asso.fr
E-mail : contact@maisondesvictimes.asso.fr

Les organismes de contrôle

A.F.S.S.A.P.S. (Agence française de sécurité sanitaire des produits de santé). Elle a été créée par la loi du 1er juillet 1998 relative au renforcement de la veille sanitaire et du contrôle de la sécurité des produits destinés à l'être humain. Avant d'être remplacée en 2012 par l'A.N.S.M., elle garantissait la qualité, l'efficacité et la bonne utilisation de tous les produits destinés à l'homme.

A.N.S.M. (Agence nationale de sécurité du médicament). Elle a remplacé l'A.F.S.S.A.P.S. le 1er mai 2012, à la suite du scandale du Mediator®. Son objectif est de garantir la sécurité des patients lors de l'utilisation des médicaments et des produits de santé. Elle doit aussi veiller à un meilleur encadrement des prescriptions et lutter contre les conflits d'intérêts.

C.D.C. (Center of Disease Control and Prevention). Principale agence gouvernementale américaine (Atlanta, États-Unis) pour la protection de la santé et la sécurité publique. Ces centres interviennent pour le contrôle et la prévention des maladies.

D.G.C.C.R.F. (Direction générale de la concurrence, de la consommation et de la répression des fraudes). Sa mission est de définir et faire respecter les règles de concurrences favorables au développement d'un marché ouvert et transparent, d'informer et de protéger les consommateurs et de préserver leur sécurité physique et leur santé.

E.M.A. (Agence européenne des médicaments). Organe décentralisé de l'Union européenne dont le siège est situé à Londres. Sa principale mission est la protection et la promotion de la santé publique et animale, et la supervision des médicaments à usage humain et vétérinaire. Elle est chargée de l'évaluation scientifique des demandes d'autorisations européennes de mise sur le marché des médicaments.

F.D.A. (Food and Drug Administration). Agence américaine des médicaments et des produits alimentaires. Créée en 1906, la F.D.A. est responsable de la pharmacovigilance, c'est-à-dire des études, du contrôle et de la réglementation des médicaments avant leur commercialisation. Cet organisme a le pouvoir d'autoriser la commercialisation de médicaments étrangers sur le sol américain. Contrairement à l'A.N.S.M., la F.D.A. a un financement totalement indépendant des laboratoires, ce qui lui donne une liberté totale.

H.A.S. (Haute autorité de santé). Autorité publique indépendante à caractère scientifique, créée par la loi du 13 août 2004 relative à l'assurance maladie. Elle agit pour améliorer la qualité du système de santé afin d'assurer à tous un accès durable et équitable à des soins aussi efficaces, sûrs et efficients que possible.

I.G.A.S. (Inspection générale des affaires sociales). Corps de contrôle interministériel du secteur social qui contrôle, audite ou évalue des structures et des politiques, conseille les pouvoirs publics et apporte son concours à des projets. Elle intervient à la demande des ministres ou sur la base de son programme d'activité. En novembre 2010, l'I.G.A.S. a réalisé une mission d'enquête relative au Mediator®.

Lexique des termes médicaux

Accident médical : dommage survenu à l'occasion d'un acte médical ou paramédical (intervention chirurgicale, soins, examens divers...) ou à l'occasion de la prise d'un médicament ou de l'utilisation d'un autre produit de santé.

Affection iatrogène : problème de santé ayant pour origine une intervention médicale.

Aléa thérapeutique : acte de prévention, de diagnostic ou de soins ayant entraîné des complications gravissimes sans aucun rapport avec l'acte pratiqué.

Ayant droit : personne qui a acquis un droit de la victime. Il peut s'agir d'un conjoint, des ascendants ou descendants, d'un concubin ou d'une personne ayant conclu un P.A.C.S. avec la victime.

Certificat médical initial : certificat établi par le médecin qui examine la victime d'un dommage corporel pour la première fois, notamment aux urgences. Le certificat médical initial doit mentionner toutes les lésions qu'il aura constatées sur l'ensemble du corps.

Consolidation : stabilisation de l'état de santé de la victime. Consolidation ne veut pas dire guérison. On parle également de « stabilisation des séquelles traumatiques ». C'est uniquement au moment de la consolidation qu'il est possible d'évaluer les différents préjudices de la victime.

Déficit fonctionnel permanent (D.F.P.) : incapacité constatée médicalement établissant que le dommage subi a une incidence sur les fonctions du corps humain de la victime, mais aussi sur sa qualité de vie et ses conditions d'existence. Son taux varie de 1 à 100 %.

Déficit fonctionnel temporaire (D.F.T.) : période d'hospitalisation de la victime, mais aussi « perte de qualité de vie et des joies usuelles de la vie courante » qu'elle rencontre pendant la maladie traumatique (séparation de la victime de son environnement familial et amical durant les hospitalisations, privation temporaire des activités privées ou des agréments auxquels se livre habituellement ou spécifiquement la victime, préjudice sexuel pendant la maladie traumatique, etc.).

Établissement de santé : structure publique (hôpital, dispensaire, centre hospitalier régional, centre de rééducation) ou privée (clinique), avec ou sans hébergement, qui a pour vocation de dispenser des soins de courte (hospitalisation ambulatoire) ou de longue durée.

Incapacité temporaire totale (I.T.T.) : période d'indisponibilité pendant laquelle, pour des raisons médicales en relation certaine, directe et exclusive avec la faute de son médecin, une personne n'a pu exercer ses activités habituelles.

Incidence professionnelle : préjudice subi par la victime en raison de sa dévalorisation sur le marché du travail ou de l'augmentation de la pénibilité de l'emploi qu'elle occupe, imputable au dommage.

Infection nosocomiale : une infection est dite nosocomiale (du grec *nosokoméone*, qui signifie « hôpital ») si elle était absente au moment de l'admission dans l'établissement de soins.

Pharmacovigilance : surveillance des médicaments et prévention du risque d'effets indésirables résultant de leur utilisation. La pharmacovigilance repose sur le signalement sans délai par les professionnels de santé des effets indésirables susceptibles d'être dus à un médicament.

Préjudice : conséquence d'un dommage sur le plan physique, moral, professionnel. On distingue le préjudice fonctionnel (déficit fonctionnel temporaire, D.F.T., ou permanent, D.F.P.), les souffrances physiques et morales, le préjudice esthétique, le préjudice d'agrément, le préjudice professionnel et le préjudice sexuel.

Préjudice d'agrément : impossibilité définitive d'exercer une activité spécifique de loisir. Le préjudice d'agrément est lié à la preuve d'une activité ludique ou sportive exercée avant l'accident.

Préjudice esthétique : ensemble des disgrâces dynamiques et statiques imputables à la faute du médecin et persistant après la consolidation. Le préjudice esthétique est calculé sur une échelle graduée de 1 à 7.

Produit de santé : produit utilisé dans le cadre d'activités de diagnostic, de prévention ou de soins (prothèses, produits sanguins, organes ou tissus utilisés pour des greffes, médicaments...).

Souffrances endurées : désignées aussi sous le nom de *quantum doloris* ou de *pretium doloris,* elles correspondent à toutes les souffrances physiques et psychiques, ainsi qu'aux troubles associés, que doit endurer la victime durant la maladie traumatique, c'est-à-dire du jour de l'accident à celui de sa consolidation (et cela indépendamment du D.F.P.). Les souffrances endurées sont calculées sur une échelle graduée de 1 à 7.

Lexique des termes juridiques

Action publique : action portée devant une juridiction pénale pour l'application des peines à l'auteur d'une infraction.

Assignation : acte de procédure adressé par le demandeur par l'intermédiaire d'un huissier de justice à la personne qu'il juge responsable d'une faute, pour l'inviter à comparaître devant une juridiction de l'ordre judiciaire.

Audience : séance au cours de laquelle une juridiction prend connaissance des prétentions des parties, instruit le procès, entend les plaidoiries et rend son jugement. Dans la majorité des cas, l'audience est publique. On parle de huis-clos quand le public n'est pas admis aux débats.

Classement sans suite : décision prise par le ministère public écartant l'opportunité de l'action publique (infraction insuffisamment caractérisée, décès du responsable...).

Code civil : ensemble des lois regroupant les matières qui font partie d'une même branche du droit.

Commission rogatoire : acte par lequel un magistrat chargé de l'instruction d'une affaire délègue ses pouvoirs à un autre magistrat ou à un officier de police judiciaire pour qu'il exécute un acte d'instruction à sa place.

Conseil de l'Europe : organisation internationale créée en 1949 et ouverte aux États démocratiques, exerçant son activité dans tous les domaines (sauf le domaine militaire).

Conseil d'État : plus haute juridiction de l'ordre administratif possédant des attributions à la fois juridictionnelles et administratives. En matière juridictionnelle, il peut juger les décisions des tribunaux administratifs. En matière administrative, il peut émettre des avis sur les questions ou sur les projets de textes dont il est saisi par le gouvernement.

Cour de cassation : juridiction placée au sommet de la hiérarchie pour les juridictions civiles et pénales de l'ordre judiciaire. La Cour de cassation, saisie par un pourvoi, ne s'intéresse qu'aux questions de droit et non aux questions de faits.

Délibéré : phase de procédure pendant laquelle les magistrats se concertent avant de rendre leur décision.

Dommages et intérêts : somme d'argent destinée à compenser le dommage subi par une personne.

Doyen : membre le plus ancien dans la fonction.

Droit commun : règles normalement applicables en droit civil.

Enquête préliminaire : enquête réalisée d'office ou à la demande du procureur par la police ou la gendarmerie avant l'ouverture d'une information judiciaire, et permettant au ministère public de décider de l'opportunité d'engager des poursuites.

Exécution provisoire : bénéfice permettant au gagnant d'un procès de faire exécuter le jugement dès sa signification, malgré l'effet suspensif que peuvent entraîner les voies de recours choisies par l'adversaire.

Indemnisation : versement d'une somme d'argent destinée à réparer un préjudice.

Instruction : phase de la procédure au cours de laquelle les parties précisent et prouvent leurs prétentions et le tribunal réunit les éléments qui lui permettront de trancher.

Juridiction : synonyme de tribunal.

Mémoire : document écrit contenant l'exposé des prétentions de la personne qui veut demander réparation de ses préjudices.

Ministère public : ensemble des magistrats de carrière qui sont chargés, devant certaines juridictions, de demander l'application de la loi et de veiller aux intérêts généraux de la société.

Mise en examen : la mise en examen remplace l'ancienne « inculpation ». Elle concerne toutes les personnes pour lesquelles il existe des indices graves et des faits concordants pouvant constituer une infraction. Une personne mise en examen ne peut plus être entendue en qualité de témoin.

Mise sous scellés : le greffier du tribunal de grande instance appose une bande de papier ou d'étoffe portant un cachet de cire marqué d'un sceau afin d'empêcher l'ouverture de documents.

Non-lieu : décision par laquelle un juge d'instruction ne donne pas de suite à l'action publique.

Ordonnance : décision rendue par le chef d'une juridiction. La même qualification est donnée aux décisions rendues par les juges d'instruction.

Ordonnance de renvoi : décision par laquelle le juge d'instruction estime ses investigations terminées et les charges pesant sur la personne mise en examen suffisamment importantes pour renvoyer l'affaire devant le tribunal correctionnel.

Partie civile : nom donné à la victime d'une infraction lorsqu'elle exerce les droits qui lui sont reconnus devant les juridictions répressives.

Perte de chance : préjudice résultant de la disparition, par la faute d'un tiers, de la probabilité d'un événement favorable et donnant lieu à une réparation partielle tenant compte de la chance perdue.

Plainte : acte par lequel la partie qui estime être l'objet d'une infraction porte celle-ci à la connaissance du procureur de la République, soit directement (par courrier ou en se constituant partie civile), soit par l'intermédiaire d'une autre autorité (police, gendarmerie).

Pourvoi en cassation : recours contre une décision, en dernier ressort, porté devant la Cour de cassation et fondé sur la forme de la procédure et non sur le fond. Dans le cas d'une juridiction administrative, le pourvoi se fait devant le Conseil d'État.

Préjudice : dommage matériel (perte d'un bien, d'une situation professionnelle...), moral ou physique (souffrance, atteinte au respect de la vie privée, atteinte psychologique engendrée par une affection grave) subi par une personne du fait de la faute d'un tiers.

Prescription : principe selon lequel l'écoulement d'un délai (10 ans pour les crimes, 10 ans pour les erreurs médicales, 3 ans pour les délits, 1 an pour les contraventions) entraîne l'extinction de l'action publique et rend donc toute poursuite impossible.

Procédure : ensemble des formalités qui doivent être suivies pour soumettre une prétention à un juge.

Procédure au fond : ce qui fait la matière du procès par opposition à la procédure. En matière d'erreur médicale, la procédure au fond va intervenir après l'obtention du rapport d'expertise.

Procureur de la République : magistrat placé à la tête d'un tribunal de grande instance. Il est parfois assisté par un procureur adjoint et presque toujours par des substituts.

Référé : procédure contradictoire qui permet, dans certains cas, à une partie d'obtenir d'un magistrat unique une décision rapide.

Requête : demande écrite, adressée directement à un magistrat.

Sursis à statuer : décision d'un juge entraînant une suspension provisoire de la procédure.

Suspensif : qui reporte à une date ultérieure l'exécution d'un jugement.

Tribunal administratif : juridiction administrative de droit commun qui rend des jugements susceptibles d'appel devant la cour administrative d'appel dont il relève. Il existe 36 tribunaux administratifs.

Tribunal correctionnel : formation du tribunal de grande instance compétente en matière de délit pénal.

Tribunal de grande instance : tribunal siégeant au chef-lieu de chaque département. Il s'agit d'une juridiction de droit commun de première instance. Il existe 173 tribunaux de grande instance.

BIBLIOGRAPHIE

Notre médecine est-elle toujours la meilleure du monde ?

Compte rendu analytique officiel du débat du 29 janvier 2015, Sénat, http://www.senat.fr/cra/s20150129/s20150129_som.html.

Comparatif social européen, http://www.eurocompar.eu/sante.5.datas.html.

Comparatif des systèmes de santé américain et français, http://www.ifrap.org/emploi-et-politiques-sociales/comparatif-des-systemes-de-sante-americain-et-francais.

« Réformer et améliorer le système de santé grâce au privé et à la concurrence », Institut de recherches économiques et fiscales, 16 octobre 2013, http://fr.irefeurope.org/Reformer-et-ameliorer-le-systeme-de-Sante-grace-au-prive-et-a-la-concurrence,a2586.

Étude sur les flux migratoires et trajectoires des médecins, Conseil national de l'Ordre des médecins (C.N.O.M.), 27 novembre 2014, https://www.conseil-national.medecin.fr/node/1531.

Rapport du Professeur Guy Vallancien, « L'évaluation de la sécurité, de la qualité et de la continuité des soins chirurgicaux dans les petits hôpitaux publics en France », 3 avril 2006.

La faillite totale des organismes de contrôle

Dispositifs médicaux, Ministère des Affaires sociales, de la Santé et des Droits des femmes, http://social-sante.gouv.fr/soins-et-maladies/medicaments-et-autres-produits-de-sante/article/dispositifs-medicaux.

Les liens entre industriels et professionnels de santé, Ministère des Affaires sociales, de la Santé et des Droits des femmes, http://www.transparence.sante.gouv.fr.

« Laboratoires : des coups de pouce aux médecins à 237 millions d'euros », *Sud-Ouest*, 18 mars 2015, http://www.sudouest.fr/2015/03/18/des-coups-de-pouce-a-237-millions-d-euros-1862762-4585.php.

Les dérives du secret médical

Code de déontologie médicale, Conseil national de l'Ordre des médecins (C.N.O.M.), https://www.conseil-national.medecin.fr/sites/default/files/codedeont.pdf.

Code de la Santé publique, Dalloz, mai 2015, www.editions-dalloz.fr.

Quel avenir pour notre médecine ?

Bellemanière S. de, « Ce savant promet une greffe de tête dans deux ans », Interview du Dr Sergio Canavero, *Paris Match*, 28 février 2015.

Agence des systèmes d'information partagés de la santé, http://www.esante.gouv.fr.

Shan P., « Médecine, humanisme et tradition », Conférence au congrès mondial de médecine traditionnelle chinoise, Paris, 2 octobre 2005, http://www.medecinechinoise.org/medias/fichier/Medecine_humanisme_et_tradition.pdf.

Bulletin de l'ordre national des médecins de novembre-décembre 2014.

« La m-santé : nouvel Eldorado ou miroir aux alouettes... », *Échos judiciaires girondins*, 16 janvier 2015.

Les actions de groupes sont-elles bénéfiques ou illusoires ?

Action de groupe, Ministère de la Justice, http://www.justice.gouv.fr/le-ministere-de-la-justice-10017/action-de-groupe-27534.html.

Action de groupe, Ministère de l'Économie et des Finances, http://www.economie.gouv.fr/cedef/action-de-groupe.

Gaudin L., « L'introduction d'une action de groupe en droit français : présentation du projet de loi en faveur des consommateurs », *Petites Affiches*, 17 janvier 2007.

Mainguy D., *À propos de l'introduction de la* class action *en droit français*, Recueil Dalloz, 2005.

Chatel L., Proposition de loi visant à instaurer les recours collectifs de consommateurs, http://www.assemblee-nationale.fr/12/propositions/pion3055.asp.

Les médicaments génériques sont-ils réellement efficaces ?

« Génériques : pourquoi la France est en retard », *Paris Match*, 21 novembre 2014.

Comparaison européenne des incitations à la prescription dans le répertoire, Sécurité sociale, http://www.securite-sociale.fr/IMG/pdf/ccss201006_fic-10-3.pdf.

« Évaluation de la politique française des médicaments génériques », Rapport de l'Inspection générale des affaires sociales (I.G.A.S.), septembre 2012.

« Qu'est-ce qu'un générique ? », Ministère des Affaires sociales, de la Santé et des Droits des femmes, 1er avril 2015, http://www.medicaments.social-sante.gouv.fr/qu-est-ce-qu-un-generique.html.

« Médicaments génériques », Rapport adopté par le Conseil de l'Académie nationale de pharmacie, 24 octobre 2012.

L'affaire du Mediator® : un tsunami

Dr Bensadon A.-C., Marie É. et Dr Morelle A., Synthèse de l'enquête sur le Mediator®, Inspection générale des affaires sociales, janvier 2011.

Dr Frachon I., *Mediator® 150 mg : Combien de morts ?*, Éditions Dialogues, 3 juin 2010.

Tribouilloy Chr. et coll., "Increased Risk of Left Heart Valve Regurgitation Associated with Benfluorex Use in Patients with Diabetes Mellitus: A Multicenter Study", *Circulation*, American Heart Association, 9 novembre 2012.

Boudes A. et coll., "Valvular Heart Disease Associated with Benfluorex Therapy: High Prevalence in Patients with Unexplained Restrictive Valvular Heart Disease", *European Journal of Echocardiography*, septembre 2011.

Derumeaux G., Ernande L., Serusclat A., Servan E., Bruckert E. et coll., "Echocardiographic Evidence for Valvular Toxicity of Benfluorex", *PloS One*, 2012, www.plosone.org/article/info%3Adoi%2F10.1371%2Fjournal.pone.0038273.

Lion V., « Mediator® : un rapport dénonce l'inertie des pouvoirs publics », *L'Express*, 21 mai 2014.

Association des victimes du Mediator®, http://www.avim.fr.

Diane 35® ou le drame du détournement d'un médicament

Dossier « Diane 35® et ses génériques », Agence européenne du médicament, http://ansm.sante.fr/Dossiers/Diane-35-et-ses-generiques/Elements-de-contexte/%28offset%29/0.

Décision de la Commission européenne sur Diane 35® et ses génériques, http://ec.europa.eu/health/documents/community-register/html/ho24937.htm.

Communiqué de presse « Suspension de Diane 35® », Ministère des Affaires sociales, de la Santé et des Droits des femmes, 30 janvier 2013.

Communiqué « Diane 35® et ses génériques », A.N.S.M., 27 janvier 2013.

Dr Houselstein Th., « Accidents thromboemboliques et contraceptifs oraux : une si longue histoire ! », *Responsabilité*, M.A.C.S.F., mars 2015.

Association des victimes d'embolie pulmonaire et d'accidents vasculaires cérébraux, http://www.avep-asso.org/.

Le Pradaxa® : anticoagulant sans antidote...

Définition des anticoagulants, Encyclopédie Larousse, http://www.larousse.fr.

Communiqué de presse « Les “N.A.C.O.”, anticoagulants d'action directe, n'ont pas tous démontré la même efficacité », Haute autorité de santé, 26 janvier 2015, http://www.has-sante.fr/portail/jcms/c_2008955/fr/les-naco-anticoagulants-d-action-directe-n-ont-pas-tous-demontre-la-meme-efficacite.

Oui, les médicaments peuvent tuer !

« Polémique sur les pilules de 3e et 4e génération : opacité médicale ou emballement médiatique ? », France Culture, 5 janvier 2013.

« Médicaments sous influence », France 5, 10 février 2015.

Les prothèses mammaires P.I.P.

Prothèses mammaires P.I.P., Direction générale de la santé, http://www.sante.gouv.fr/direction-generale-de-la-sante-dgs.html.

Payet M., « Prothèses mammaires : l'affaire de trop ? », *Le Parisien*, 17 mars 2015.

Compléments alimentaires : bénéfiques ou dangereux ?

Compléments alimentaires, Ministère des Affaires sociales, de la Santé et des Droits des femmes, http://social-sante.gouv.fr/sante-et-environnement/denrees-alimentaires/article/complements-alimentaires.

Arrêté du 9 mai 2006 relatif aux nutriments pouvant être employés dans la fabrication des compléments alimentaires, http://www.legifrance.gouv.fr/affichTexte.do?cidTexte=LEGITEXT000023980839.

Allégations de santé autorisées portant sur les denrées alimentaires, Journal officiel de l'Union européenne, http://ec.europa.eu/nuhclaims.

L'amiante mortel

Rapport sur le repérage de l'amiante, Haut Conseil de la Santé publique, juin 2014, http://www.hcsp.fr/Explore.cgi/AvisRapports

Communiqué de presse « Le mésothéliome devient la 31e maladie à déclaration obligatoire (M.D.O.) en France »,

Institut national de veille sanitaire, 18 janvier 2012, http://www.invs.sante.fr/Espace-presse/Communiques-de-presse/2012/Le-mesotheliome-devient-la-31e-maladie-a-declaration-obligatoire-MDO-en-France.

Rapport « Le drame de l'amiante en France : comprendre, mieux réparer, en tirer des leçons pour l'avenir », Sénat, 26 octobre 2005, http://www.senat.fr/rap/r05-037-1/r05-037-1.html.

Déclaration de Mme Odile Barral, Syndicat de la magistrature, http://www.syndicat-magistrature.org et *L'Humanité*, 27 février 2012.

Lignes à haute tension : risque ou désinformation ?

Étude du Centre international de recherche contre le cancer de l'O.M.S., www.cancer-environnement.fr/172-centre international-de-recherche-contre-le-cancer.cc.aspx.

Enquête citoyenne « Vivre avec une ligne THT ? », Catherine Gouhier, Pierre Le Ruz et Jean-Charles Herriau, www.criirem.org/images/docs/090123_synthese_enquete_tht?pdf.

"Late Lessons from Early Warnings: Science, Precaution, Innovation", Agence européenne de l'environnement, 23 janvier 2013, http://www.eea.europa.eu.

Draper G., Vincent T., E. Kroll M., Swanson J., « Childhood Cancer and Residential Proximity to Power Lines. », *British Journal of Cancer*, 2008.

Starfield B., Gervas J., Hyde J., Health I., "The Concept of Prevention: a Good Idea Gone Astray?", *Journal of Epidemiology and Community Health*, juillet 2008.

Rapport « Les effets sur la santé et l'environnement des champs électromagnétiques produits par les lignes à haute et très haute tension » de M. Daniel Raoul, sénateur de Maine-et-Loire, Sénat, 27 mai 2010, http://www.senat.fr/notice-rapport/2009/r09-506-notice.html.

Téléphonie mobile : la vigilance s'impose

Belpomme Dominique et Pascuito Bernard, *Ces maladies créées* par l'homme, Albin Michel, 2004.

Étude sur les effets des téléphones portables sur la santé, Ministère des Affaires sociales, de la Santé et des Droits des femmes, juin 2008, http://social-sante.gouv.fr/IMG/pdf/Depliant_d_information_Telephones_mobiles_sante_et_securite_.pdf.

Recommandation du Conseil relative à la limitation de l'exposition du public aux champs électromagnétiques, Journal officiel des Communautés européennes, 12 juillet 1999.

Avis de l'Agence française de sécurité sanitaire environnementale (A.F.S.S.E.) sur la téléphonie mobile, 17 avril 2003, http://www.afssa.fr/ET/DocumentsET/telephonie_mobile_170403.pdf.

Severson R.-P., Abenstein J.-P., Tri J.-L., Hayes D.-L., Firl A.-R., "Cellular Telephone Interference with Medical Equipment", Mayo Clinic, octobre 2005.

Weinberger Z., Richter E.-D., "Cellular Telephones and Effects on the Brain: the Head as an Antenna and Brain Tissue as a Radio Receiver", *Medical Hypotheses*, Jerusalem College of Technology, décembre 2002.

Mild K.-H., Hocking B., "Risk Management of Workers with Medical Electronic Devices and Metallic Implants in

Electromagnetic Fields", *International Journal of Occupational Safety and Ergonomics (J.O.S.E.)*, 2008.

Kabuto M., Nitta H., Yamamoto S. et coll., "Childhood Leukemia and Magnetic Fields in Japan", *International Journal of Cancer*, août 2006.

Davinapour Z., Tseng C.-C., Lee P.-J., Sobel E., "A Case-Control Study of Occupational Magnetic Field Exposure and Alzheimer's Disease: Results From California Alzheimer's Disease Diagnosis and Treatment Centers", *BMC Neurology*, 2007.

Garaj-Vrhovac V., Orescanin V., "Assessment of DNA Sensitivity in Peripheral Blood Leukocytes after Occupational Exposure to Microwave Radiation: the Alkaline Comet Assay and Chromatid Breakage Assay", *Cell Biology and Toxicology*, février 2009.

Eliyahu I., Luria R., Hareuveny R., Margaliot M., Meiran N., Shani G., "Effects of Radiofrequency Radiation Emitted by Cellular Phones on the Cognitive Functions of Humans", *Bioelectromagnetics*, février 2006.

Huber R., Treyer V., Schuderer J., Berthold T., Buck A., Achermann P., Landolt H.-P., Kuster N., "Exposure to Pulse-Modulated Radio Frequency Electromagnetic Fields Affects Regional Cerebral Blood Flow", *European Journal of Neuroscience*, février 2005.

Kheifets L., van Deventer E., Repacholi M., Saunders R., "The Sensitivity of Children to Electromagnetic Fields", *Pediatrics*, août 2005.

Salford L.G, Persson B.R., Malmgren L., Eberhardt J.L., Nittby H., Grafstörm G., Brun A., "Radiofrequency and Extremely Low-Frequency Electromagnetic Field Effects on the Blood Barrier", *Electromagnetic Biology and Medicine*, 2008.

Hassel B., Iversen E.G., Fonnum F., “Neurotoxicity of Albumin in Vivo”, *Neurosci. Lett*, 14 février 1994.

Oscar K.J., Hawkins. T.D., “Microwave Alteration of the Blood-Brain Barrier System of Rat”, *Brain Res.*, 6 mai 1977.

Loi du 9 février 2015, dite loi Abeille, relative à la sobriété, à la transparence, à l’information et à la concertation en matière d’exposition aux ondes électromagnétiques, http://www.assemblee-nationale.fr/14/ta/ta0468.asp.

Cigarette électronique : pas si inoffensive ?

Rousset J., « Cigarette électronique : le marché commence à s’essouffler », *Sud-Ouest*, 07 avril 2015, http://www.sudouest.fr/2015/04/07/cigarette-electronique-le-marche-commence-a-s-essouffler-1883461-4585.php.

« L’O.M.S. met en garde contre la cigarette électronique », *Sud-Ouest*, 27 août 2014, http://www.sudouest.fr/2014/08/27/l-oms-met-en-garde-contre-la-cigarette-electronique-1652348-4696.php.

Communiqué « L’A.F.S.S.A.P.S. recommande de ne pas consommer de cigarette électronique », 30 mai 2011, http://ansm.sante.fr/S-informer/Presse-Communiques-Points-presse/L-Afssaps-recommande-de-ne-pas-consommer-de-cigarette-electronique-Communique.

« Pas si inoffensive, la cigarette électronique ! », 60 millions de consommateurs, 23 août 2013, http://www.60millions-mag.com/2013/08/23/pas-si-inoffensive-la-cigarette-electronique-7879.

« Cigarette électronique, ce qu'il faut savoir », Institut national du cancer, juin 2013, http://www.e-cancer.fr/Comprendre-prevenir-depister/Reduire-les-risques-de-cancer/Tabac/La-cigarette-electronique.

Rapport et avis d'experts sur l'e-cigarette, Office français de prévention du tabagisme (O.F.T.), mai 2013, http://www.ofta-asso.fr/docatel/Rapport_e-cigarette_VF_1.pdf.

REMERCIEMENTS

Nous tenons à remercier très sincèrement les victimes et les familles de victimes des différents scandales médicaux récents qui nous ont apporté leur précieux témoignage au travers de ce livre.

Malgré leurs souffrances physiques et leur détresse morale, ces personnes ont accepté de raconter ce qu'elles ont vécu afin que nous puissions prendre conscience du fait qu'aucun d'entre nous n'est à l'abri d'une défaillance, parfois mortelle, de la médecine.

Le combat de ces victimes, souvent regroupées en association, mérite d'être relevé et soutenu.

Enfin, nous remercions vivement Lise Boëll et Estelle Cerutti des éditions Albin Michel, qui ont porté et rendu possible ce projet, ainsi que Damien Bergeret, Caroline Bee, Guillaume Clapeau, Nathalie Combaz, Cécile Meissonnier et Nolwen Terrien pour leur précieuse collaboration.

À la mémoire de Laurent COURTOIS

Nous avons écrit ce livre en mémoire de notre fils et frère, décédé dans un accident de la circulation.

Il n'avait que 23 ans, venait d'être reçu à son D.E.S.S. en droit de la santé et se destinait à la profession d'avocat spécialisé dans la défense des victimes d'accidents corporels, en particulier dans le domaine des erreurs médicales.

Sa disparition brutale a modifié nos carrières professionnelles respectives : l'un a cessé d'exercer l'activité de chirurgien maxillo-facial pour se consacrer à la défense des victimes, l'autre a abandonné ses études de médecine pour celles d'avocat en droit de la santé. Ce qui devait être un choix professionnel est devenu une vocation en sa mémoire.

TABLE

DES MÊMES AUTEURS

DR DOMINIQUE-MICHEL COURTOIS

Accidents de la route : l'envers du décor,
Jacques-Marie Laffont éditeur, 2004

Affaires médicales, la vérité,
avec Gilbert Collard,
Jacques-Marie Laffont éditeur, 2002

Composition Nord Compo
Impression CPI Bussière en mars 2016
Éditions Albin Michel
22, rue Huyghens, 75014 Paris
www.albin-michel.fr
ISBN : 978-2-226-32483-2
N° d'édition : 22143/01 – N° d'impression : 2020702
Dépôt légal : avril 2016
Imprimé en France